Miesen

Leben mit verwirrten älteren Menschen

D1924513

Ilse Warners,
meiner geistigen Schwester und Weggefährtin gewidmet

Der Autor

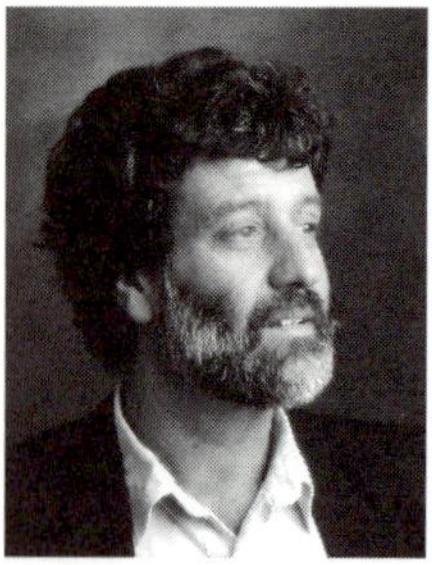

Dr. Bère Miesen (*1946) studierte Psychologie an der Universität von Nijmegen, dort promovierte er bei den Professoren Munnichs und van der Ploeg über das Thema »Bindung und Demenz«. Seit 1970 ist Dr. Miesen auf dem breiten Arbeitsgebiet der Psychogeriatrie tätig, sowohl in psychogeriatrischen Pflegeheimen als auch innerhalb und außerhalb von Altersheimen und Ausbildungsstätten. Zur Zeit arbeitet er als klinischer Psychogerontologe beim Psychogeriatrischen Zentrum Mariënhaven in Warmond (Niederlande), darüber hinaus engagiert er sich in Ausbildung und Forschung und ist z.Zt. Teilzeit-Dozent bei der Fachgruppe Klinische und Gesundheitspsychologie an der Universität Leiden (Niederlande). Bère Miesen ist (Mit-)Autor und Herausgeber der Schriftenreihe *Cahiers Ouderdom en Levensloop* (»Alter und Biographie«) sowie der Reihe *Leidraad Psychogeriatrie* und veröffentlichte auch Gedichte. Dr. Miesen erhielt den Preis des niederländischen Verbandes für Psychogeriatrie für das Jahr 1995. 1998 erschien die englische Übersetzung von »So blöd bin ich noch lange nicht« und »Leben mit verwirrten älteren Menschen« bei Routledge in London/New York in einem Band mit dem Titel »Dementia in Close-up«.

Dr. Bère Miesen

Leben mit verwirrten älteren Menschen

- Wie Sie mit Demenz- und Alzheimer-Kranken umgehen lernen
- Klarkommen mit den eigenen Gefühlen
- So meistern Sie die täglichen Anforderungen

TRIAS

Leserservice:

Wenn Sie Fragen oder Anregungen zu diesem Buch haben, schreiben Sie uns:
TRIAS Verlag
Postfach 301107
70451 Stuttgart

Lektorat:
Stefan Vieregg M.A.

Übersetzerin:
L.K. Arends-Kailer, Leiden (NL)

Außenlektorat:
Susanne Warmuth

Umschlaggestaltung:
Cyclus · D+P Loenicker, Stuttgart

Titel der Originalausgabe:
Bère Miesen:
Dementie dichterbij. Een handreiking aan verzorgenden.
© Originally published in the Netherlands by Bohn Stafleu Van Loghum, 1993.
Bildnachweis:
Umschlag (vorne): BAVARIA
Umschlag (hinten): PhotoDisc
Fotos S. 8, 34, 90, 150: PhotoDisc

Die Deutsche Bibliothek –
CIP-Einheitsaufnahme
Miesen, Bère:
Leben mit verwirrten älteren Menschen : wie Sie mit Demenz- und Alzheimer-Kranken umgehen lernen ; klarkommen mit den eigenen Gefühlen ; so meistern Sie die täglichen Anforderungen / Bère Miesen. [Übers.: L. K. Arends-Kailer]. - Stuttgart : TRIAS, 1998 Einheitssacht.: Dementie dichterbij ‹dt.›

Gedruckt auf chlorfrei gebleichtem Papier
© 1998 Georg Thieme Verlag
Rüdigerstraße 14,
D-70469 Stuttgart
Printed in Germany
Satz: Fotosatz H. Buck, Kumhausen
Druck: Gutmann, Talheim

ISBN 3-89373-453-8 1 2 3 4 5 6
Geschützte Warennamen (Warenzeichen) werden **nicht** besonders kenntlich gemacht. Normalerweise handelt es sich um deutsche Warenzeichen bzw. Warennamen, österreichische sind mit (Ö) gekennzeichnet. Aus dem Fehlen eines solchen Hinweises kann also nicht geschlossen werden, daß es sich um einen freien Warennamen handele.
Das Werk, einschließlich aller seiner Teile, ist urheberrechtlich geschützt. Jede Verwertung außerhalb der engen Grenzen des Urheberrechtsgesetzes ist ohne Zustimmung des Verlages unzulässig und strafbar. Das gilt insbesondere für Vervielfältigungen, Übersetzungen, Mikroverfilmungen und die Einspeicherung und Verarbeitung in elektronischen Systemen.

Zu diesem Buch

Dieses Buch soll kein Fachbuch sein, sondern ein Lesebuch für Pflegende, die zu Hause oder in Altersheimen tätig sind. Es soll kein Lehrbuch sein, sondern ein Buch, das Sie lesend weiter bringt. Im Mittelpunkt steht der Umgang mit Patienten, die durch Alzheimer oder andere Ursachen an Demenz leiden. Der Umgang mit diesen Patienten wird aus verschiedenen Perspektiven betrachtet. In allen Fällen wird versucht, sowohl der Erfahrungswelt der verwirrten älteren Menschen als auch der ihrer Pfleger und Betreuer Rechnung zu tragen.

Es läßt sich nicht vermeiden, daß zwischen dem Pflegenden und der gepflegten Person sowie deren nächster Familie ein enger Kontakt entsteht. Neben der Abhängigkeit, die der allmähliche Verlust der geistigen Fähigkeiten zur Folge hat, ist vor allem dieser Kontakt und diese Nähe von entscheidender Bedeutung für alle, die am Pflegeprozeß teilnehmen. Die Kontaktmomente zwischen Pflegenden, Patienten und deren Familienangehörigen können nämlich bei der Arbeit zu ebensovielen Begegnungsmomenten werden. Im vorliegenden Buch werden einige Themen, die dazu beitragen können, näher erläutert, denn sie bilden eine zusätzliche Dimension in der professionellen Beziehung. Für den Pflegenden können sie zum Problem, aber auch zur Herausforderung werden. Zielgruppe des Buches sind vor allem die Pflegenden, es ist aber auch für andere Berufskräfte, für Familienangehörige und für Laien geeignet.

Abschließend sei noch bemerkt, daß selbstverständlich überall da, wo »er« steht, auch »sie« gelesen werden kann.

Dr. Bère Miesen

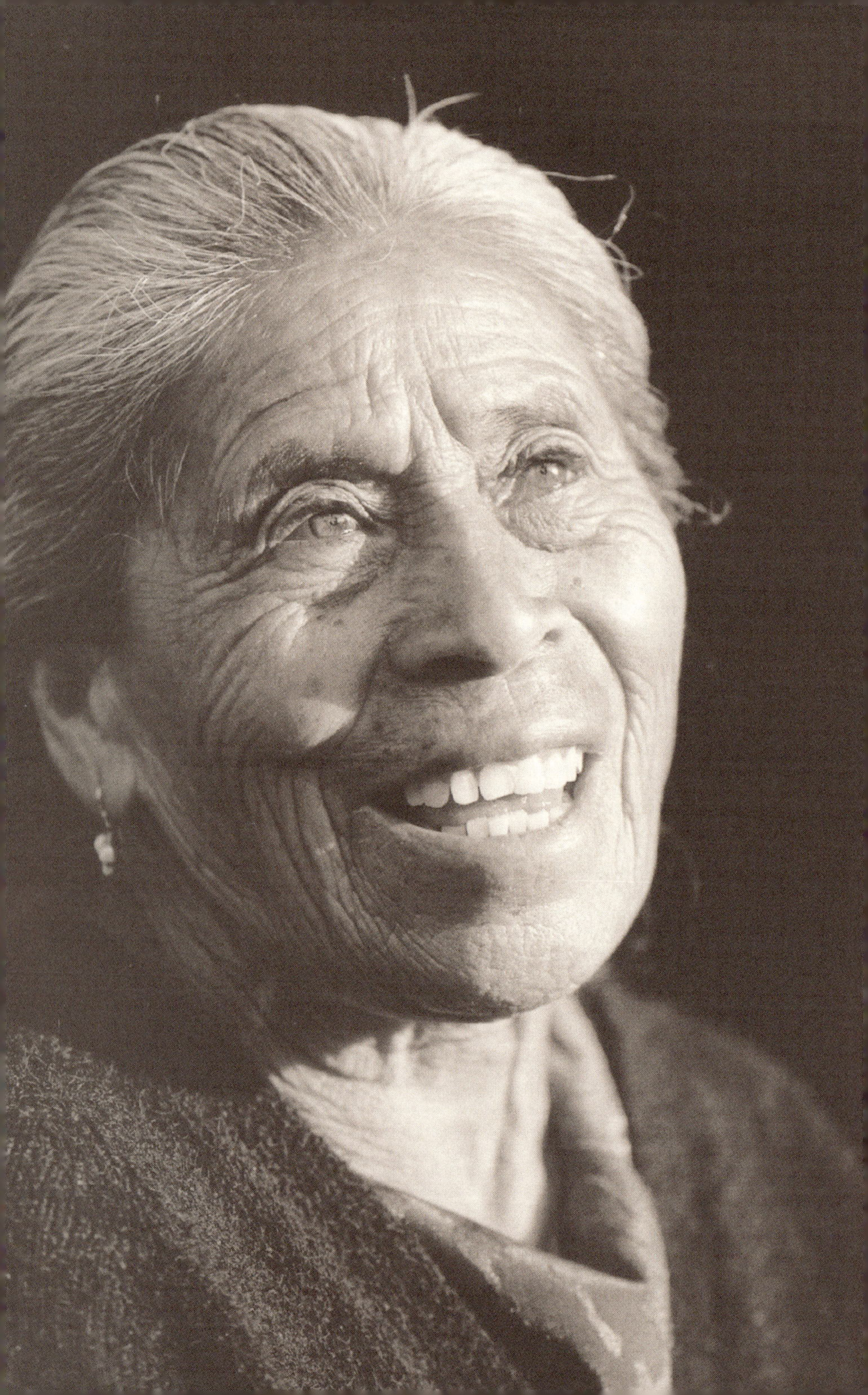

Licht und Schatten

Licht und Schatten liegen bei der Betreuung von dementen älteren Menschen dicht beieinander: Ein dankbarer Blick, ein liebes Wort, ein warmer Händedruck gleicht so manche Mühe, so manches Gefühl der Enttäuschung oder Ohnmacht wieder aus. Für die Betroffenen selbst verliert die Welt ihren Glanz; Nebel legt sich über alles, und sie beginnen, sich mehr und mehr verloren zu fühlen.

Kapitel 1
Geistig verwirrte ältere Menschen betreuen

Fallbeispiel

»Bist du eins von meinen Kindern?«

Frau Meier kann trotz ihrer Demenz zu Hause leben. Versorgung und Pflege haben sich die Kinder von Frau Meier untereinander aufgeteilt, und seit fast einem Jahr kommt dreimal in der Woche die Pflegerin Ria. Oft wird sie von Frau Meier gefragt: »Bist du eins von meinen Kindern?« Beim ersten Mal antwortete Ria wahrheitsgemäß, daß sie eine Pflegerin sei. Frau Meier reagierte schroff darauf: Ihre Familie sei so groß, daß da unmöglich noch eine dazu kommen könne. Es gebe schon genug Münder zu füttern und Socken zu stopfen! Ria konnte, als sie die Familienverhältnisse nach und nach kennenlernte, diese Reaktion gut verstehen. Überhaupt könne sie, wie sie später sagte, eigentlich ein Buch schreiben. Über den Pflegealltag, das Leben der Patienten, die immer wiederkehrenden Gespräche.

Frau Meier hat zwölf Kinder zur Welt gebracht und zwei Fehlgeburten gehabt. Eine Tochter, sie war gerade 17, kam bei einem Unfall ums Leben. Ria wußte es von den Kindern, denn Frau Meier sprach selbst nicht darüber. Eines Tages fragte Frau Meier plötzlich: »Bist du die Emma?« Ria erschrak, denn Emma war Frau Meiers verstorbene Tochter. Ria war ratlos. Wie sollte sie darauf reagieren? Die Kinder erzählten Ria auch, daß ihre Mutter zwar hart war, sich selbst und anderen gegenüber, aber trotzdem eine gute Mutter. Früher wurden die von den Kindern mitgebrachten Freunde und Freundinnen immer kritisch gemustert. Später aber schloß sie die Ehefrauen und -männer ihrer Kinder schließlich wie eigene Töchter und Söhne ins Herz. Es war eine umfangreiche Familie mit einem großen Zusammengehörigkeitsgefühl und im Mittelpunkt stand Frau Meier.

Inzwischen hat sie aber leider die Übersicht verloren. All diese vielen Enkelkinder, von denen die meisten auch schon erwachsen waren! Es ist also nur allzu verständlich, daß sie Ria fragte: »Bist du eine von mir?« Ria antwortete deshalb: »Das ist gut möglich.« Oder: »Das will ich doch hoffen, denn Sie sind die beste Mutter auf der ganzen Welt.« Darauf erwiderte Frau Meier: »Spar dir bloß deine schönen Worte. Du brauchst mir gar nicht zu schmeicheln, du meinst es ja doch nicht ernst.« Aber inzwischen strahlt sie dabei über das ganze Gesicht. Und dann würde Ria sie am liebsten in die Arme nehmen.

Eine sich ständig wiederholende Frage von Frau Meier ist auch: »Bist du verheiratet?« Ria, die schon seit sechs Jahren mit ihrem Freund zusammenwohnt, antwortete beim ersten Mal aber instinktiv »nein«, ohne weiteren Kommentar. »Das ist aber schade«, fand Frau Meier. Sie schaute Ria kritisch an. »Du hast doch ein ganz hübsches Gesicht.« Und nach einem Schlag auf Rias nicht unansehnlichen Po: »Es ist doch alles dran an dir.« Ria waren diese Bemerkungen unangenehm. Sie selbst hielt sich für zu dick, auch wenn ihr Freund das Gegenteil behauptete. Als Frau Meier wieder einmal fragte: »Bist du verheiratet?«, antwortete Ria einfach nur »ja«, denn zu einer ausführlichen Erklärung über Zusammenwohnen hatte sie keinerlei Lust. Frau Meier betrachtete kritisch Rias Bauch: »In welchem Monat bist du?« Auch diese Frage brachte Ria in Verlegenheit. »Ich bin zwar dick«, antwortete sie schnippisch, »aber nicht schwanger.« »Ach«, meinte Frau Meier, »dein Mann ist wohl Lastwagenfahrer und viel unterwegs?«

Manchmal ist mit Frau Meier überhaupt nichts anzufangen. Dann schimpft und flucht sie und schilt Ria aus. An solchen Tagen ist Ria froh, wenn ihr Dienst beendet ist und sie die Tür hinter sich schließen kann. Manchmal ist Frau Meier aber auch so still und abwesend, daß Ria sich Sorgen macht. Oft spricht Frau Meier auch sehr negativ über sich selbst. »Es wäre am besten, wenn ich nicht mehr da wäre. Weg mit mir, unter den grünen Rasen. Dann sind sie mich endlich los.« Gegen eine solche Stimmung ist überhaupt nicht anzukommen. Gerade weil Frau Meier so energisch ist und sich schwer von dem abbringen läßt, was sie sich einmal in den Kopf gesetzt hat, befürchtet Ria manchmal, daß sie sich etwas antun könnte. Es kommt vor, daß Ria nach der Arbeit nur schwer Abstand gewinnen und Frau Meier aus ihrem Gedächtnis bannen kann. Dann muß ihr Freund schon mal ein Machtwort sprechen und sich mit den Worten »Hallo, ich bin auch noch da!« in Erinnnerung bringen.

Über die Arbeit mit Alzheimerpatienten und anderen dementen älteren Menschen zu Hause oder in Altersheimen erzählen Pflegerinnen und Pfleger nette, aber auch weniger nette Geschichten. »Aber auf die Dauer«, so hört man immer wieder von Pflegenden, »findet fast jeder seine eigene Art, um mit beiden Aspekten dieser Arbeit umzugehen.« Wem dies nicht gelingt, wer nur die sonnige Seite sieht oder nur über die Schattenseiten klagt, hält es nicht lange durch und sucht früher oder später eine andere Tätigkeit.

Ein Gleichgewicht finden

Die tägliche Konfrontation mit schwierigem Verhalten, Kommunikationsproblemen oder unerfüllbaren Wünschen können die Arbeit als belastend und strapaziös erscheinen lassen. Dies kann bei den Pflegenden die verschiedensten Gefühle hervorrufen. Zum Beispiel Verzweiflung, wenn die Patientin aus ihrem Haus oder Zimmer ein Chaos gemacht hat, oder Mutlosigkeit, wenn der Patient immer dasselbe will, oder Ungeduld, wenn er sich ständig und immerfort beklagt, oder Machtlosigkeit, wenn er einfach nicht begreift, was man von ihm will.

Dankbarkeit, Anhänglichkeit, Ehrlichkeit, Spontaneität und Humor bilden dagegen die angenehmen Seiten der Arbeit mit dementen Menschen. Sie rufen bei den Pflegenden allerlei positive Gefühle hervor wie etwa Selbstvertrauen, wenn es einem gelungen ist, das zu erreichen, was man wollte; oder Wärme und Herzlichkeit, wenn man einfach nur so einen Kuß bekommt oder umarmt wird; oder Rührung, wenn man den Mut und den Humor sieht, mit dem der Patient versucht, den Kopf über Wasser zu halten. Viele dieser Gefühle finden wir in der Geschichte von Ria über ihren Umgang mit Frau Meier wieder.

Wichtig

Um auf Dauer mit dementen Menschen arbeiten zu können und auch noch Spaß an der Arbeit zu behalten, ist es wichtig, daß Pfleger und Betreuer ihre positiven und negativen Gefühle erkennen und akzeptieren. Nicht jeder kann gleich gut damit umgehen. Den einen bringen sie leichter aus dem Gleichgewicht als den anderen.

Dabei spielen die verschiedensten Dinge eine Rolle. Zunächst einmal gibt es große Unterschiede unter den Patienten. Es macht schon viel aus, ob man bei jemandem arbeitet, der immer wegläuft, sich immer widersetzt oder der immer hinter einem herläuft, oder ob man mit jemandem zu tun hat, der immer tut, was man ihm aufträgt und meistens ruhig in seinem Stuhl sitzt und aus dem Fenster schaut. Die Familienverhältnisse des einen Patienten liegen einem nun einmal besser als die des anderen, auch wenn man nicht genau sagen kann, warum. Die eine Familie macht es einem schwerer als die andere. Der eine Lebensgefährte kann sich durch die Anwesenheit des Pflegenden bedroht fühlen, während der andere ihn geradezu sehnsüchtig erwartet.

Wichtig ist auch, wie man sich selbst fühlt. Wenn man tagelang gearbeitet hat, ist man nun einmal schneller müde und irritiert und man hat weniger Geduld als zu Beginn der Woche. Es macht auch etwas aus, ob man die Last der Pflege alleine trägt oder nicht. Wie sieht das Team aus, in dem man arbeitet? Kannst du dich auf den verlassen, der die Familie oder den Patienten nach dir übernimmt? Wird die eigene Arbeitsweise und das eigene Verhalten gewürdigt? Welche Laune hat man selbst an einem bestimmten Tag? Schließlich ist man ja auch nicht jeden Tag gleich fröhlich, stabil und belastbar.

Verhalten und Verhältnisse einschätzen können

Pflegerinnen und Pfleger werden bei ihrer Arbeit mit komplexen Verhältnissen, Verhaltensweisen und Reaktionen konfrontiert. Sie haben es nicht nur mit dem Benehmen der dementen Person ihnen selbst gegenüber zu tun, sondern auch mit seinem Verhalten gegenüber seinen Familienangehörigen. Daneben spielen das eigene Verhalten des Pflegers und seine eigenen Gefühle dem Patienten gegenüber eine Rolle. Wichtig ist auch, wie die Familienangehörigen sich dem verwirrten älteren Menschen und dem Pflegenden gegenüber verhalten. Und schließlich hat der Betreuer oder Pfleger es auch noch mit Kollegen zu tun, sei es nun individuell oder im Team. Alles, was sich innerhalb all dieser einzelnen Beziehungen abspielt, hat wiederum Einfluß auf alle anderen Beziehungen. Dadurch wird die Arbeit vielseitig, aber auch schwierig. Es ist darum wichtig, daß man die verschiedenen Verhaltensmuster und Aspekte innerhalb dieser Beziehungen erkennen und einschätzen lernt, damit man das Verhalten des dementen Patienten und seiner Familie sowie die Art, wie man als Pfleger darauf reagiert, besser einschätzen und verstehen kann. Wir wollen dies mit dem folgenden Beispiel verdeutlichen:

Die Betreuerin findet, daß Frau Schmidt zuviel mit ihrem verwirrten Mann schimpft, und nimmt ihn instinktiv in Schutz. Herr Schmidt spürt unbewußt, daß er sich bei der Betreuerin nicht so furchtbar anzustrengen braucht. Deshalb macht er bei ihr schneller, was sie von ihm verlangt, als bei seiner Frau. Frau Schmidt könnte deshalb eifersüchtig auf die Betreuerin reagieren, die offensichtlich besser mit ihrem Mann umgehen kann als sie. »Ein Außenstehender erreicht halt einfach mehr« oder »Die legt sich aber ins Zeug!« äußert sie sich ihrer Tochter gegenüber. Danach besucht die Tochter ihren Vater häufiger und betrachtet kritisch, ob ihre Mutter recht hat. Die Betreuerin fühlt sich beobachtet und klagt bei ihren Kollegen darüber, daß sich die Tochter in alles einmischt.

- Wenn die Betreuerin die ständige Kritik von Frau Schmidt an ihrem Mann als eine Äußerung des Ärgers oder der Ohnmachtgefühle erkannt hätte, hätte sie wahrscheinlich anders darauf reagiert. Beide Gefühle, Ärger und Ohnmacht, gehören zum Prozeß der Verlustverarbeitung. Wenn die Betreuerin Frau Schmidt die Möglichkeit böte, ihre Gefühle zu äußern, würde das Eis auf die Dauer schon schmelzen. Anstatt miteinander zu rivalisieren, könnten beide Frauen zusammenarbeiten.

- Wenn der Betreuerin bewußt gewesen wäre, daß sich die Tochter nur in alles eingemischt hat, weil ihre Mutter der Situation nicht gewachsen war, hätte sie diese Reaktion besser verstanden und hätte sie besser darauf eingehen können. Sie hätte daraufhin mit der Tochter sprechen können. Bei ihren Kollegen hätte sie nicht über die Familie geklagt, sondern um Rat gefragt, wie sie sich in dieser Situation wohl am besten verhalten könne.

- Die Arbeit mit dementen Menschen wird wesentlich leichter, wenn man weiß und versteht, was vorgeht, und wenn man über die möglichen Hintergründe des eigenen Verhaltens, des Verhaltens des Patienten und dessen Familie nachdenkt. Wissen und Verstehen können dazu führen, daß der Pflegende die Situation besser im Griff hat, wodurch er sich weniger machtlos fühlt. Er wird selbstsicherer. Gleichzeitig lernt er zu akzeptieren, daß nicht immer alles gelingt.

- Ein besseres Verständnis der Situation führt schließlich auch dazu, daß die verschiedenen Verhaltensweisen und Verhältnisse, mit denen Betreuer und Pfleger bei der Arbeit mit verwirrten älteren Menschen konfrontiert werden, nicht zum Hindernis werden, sondern zu einer wirklichen Begegnung zwischen Patient und Pfleger beitragen.

Kapitel 2
Was heißt Demenz?

Wir können nur dann von ›Demenz‹ sprechen, wenn nachgewiesen ist, daß die Symptome und Verhaltensweisen, die auf Demenz hinweisen, auch wirklich auf bleibende Gehirn(gewebe)-veränderungen zurückzuführen sind. Die Störungen, die bei diesem Degenerationsprozeß früher oder später auftreten, beeinträchtigen die betreffende Person in ihrer Wahrnehmung, ihren Bewegungen, ihrem Fühlen, Denken und Wollen; sie beeinflussen ihr Bewußtsein und ihre Stimmungen. Der Abbauprozeß äußert sich in den verschiedensten Symptomen: Am besten wahrnehmbar sind Vergeßlichkeit, Kommunikationsprobleme, verminderte Selbständigkeit und im fortgeschrittenen Stadium Inkontinenz. Das gesamte Funktionieren des Menschen, sein gesamtes Tun und Lassen wird dadurch beeinflußt. Dies wirkt sich nicht nur auf sein eigenes Leben aus, sondern hat auch Folgen für seine nächste Umgebung, seine Familie, seine Nachbarn, seine Mitbewohner im Altersheim und nicht zuletzt für seine Pfleger und Betreuer.

Nehmen wir einmal Herrn Spohrer als Beispiel. Vor ungefähr drei Jahren teilte ihm der behandelnde Arzt im Krankenhaus mit, daß seiner Frau nicht mehr zu helfen sei. Nach einigen ausführlichen Untersuchungen, zu denen verschiedene Spezialisten hinzugezogen worden waren, hatte der Arzt den Befund offen mit ihm besprochen. Seine Frau leide an einer Form von Demenz, und zwar an der Alzheimer-Krankheit. Das traf Herrn Spohrer nicht einmal so schwer, denn er hegte schon eine Zeitlang die Vermutung, daß es sich um Alzheimer handeln könne. Die Mitteilung des Arztes verschaffte ihm sogar ein gewisses Gefühl der Erleichterung, weil es nun endlich ausgesprochen war. Aber über dieses Gefühl der Erleichterung hat er noch mit niemandem zu sprechen gewagt, nicht einmal mit seinen Kindern. Natürlich ist er auch traurig und enttäuscht, weil er sich nach seiner Pensionierung ein ganz anderes Leben mit seiner Frau vorgestellt hatte. Aber das konnte er nun ganz und gar abschreiben.

Herrn Spohrers großes Hobby ist das Schreiben, und zwar schon von Jugend an. Er schreibt Briefe an die Kinder und an Freunde, er macht Gedichte zu Festen und Feiern, Texte für Hochzeiten und manchmal dichtet er auch einfach so, für sich selber. Er führt auch schon von Kindheit an Tagebuch. Nicht täglich, aber doch in regelmäßigen Abständen. Manchmal jahrelang nicht, und dann wieder eine Zeitlang intensiv, wie zum Beispiel nach seiner Pensionierung, als er plötzlich wieder mehr Zeit hatte. So entsteht beim Schreiben über das, was er alles mit seiner Frau erlebt, gewissermaßen ein ›vorurteilsfreier‹ Bericht über die Veränderungen, die er an ihr und in ihrem Verhalten wahrnimmt.

Die ersten Anzeichen

Sonntag abend, 31. August 1986

»Nach einer Ferienwoche in Österreich sind wir heute doch noch in relativ guter Laune nach Hause gekommen. Berta, der ich, als die Kinder schließlich alle aus dem Hause waren, keine größere Freude machen konnte, als irgendwo in Österreich einen Wanderurlaub zu buchen, hatte in Kitzbühel keine ruhige Minute. Aber damit nicht genug: Sie kritisierte auch fast alles und jeden. Die Menschen in unserer Reisegesellschaft und das Hotel bildeten dabei keine Ausnahme. Früher liebte sie lebhafte Gesellschaft, aber diesmal wollte sie stets früh ins Bett. Außerdem verwechselte sie regelmäßig die Namen der Mitreisenden aus unserer Gruppe. Es gelang ihr aber immer wieder, sich mit allerlei Entschuldigungen und Ausreden aus der Affäre zu ziehen. Am Schlimmsten war aber ihre Streitsucht. Auch an mir hatte sie auf einmal alles mögliche auszusetzen. Ich vermute, daß sie mich absichtlich vergrämen wollte, weil sie eifersüchtig war. Ihre Stimmung wechselte ständig. Wenn ich ihr vorschlug, etwas Bestimmtes zu unternehmen, wollte sie mit aller Gewalt genau das Gegenteil. Oder sie sagte ganz lieb: »Ach, Schatz, ich würde heute viel lieber zu Hause bleiben.« Aber das machten wir ja fast schon täglich! Ich weiß nicht, ob sie es selber bemerkte, daß sie uns den Urlaub verdarb. Als wir an einem Abend wieder mal früh zu Bett gingen, fing Berta plötzlich zu weinen an. Sie suchte meine Nähe und schluchzte wie ein Kind. Ich weiß nicht, ob ihr selbst bewußt war, daß sie sich anders verhielt als sonst. Gesagt hat sie jedenfalls nichts. Aber Berta machte ja nie viele Worte. Sie ist kein großer Redner und man erfährt nicht viel über sie. Heute nachmittag, als wir endlich Heidelberg erreichten, fing sie zu strahlen an. Es schien, als würde sie sich wieder ganz die Alte fühlen. Berta schläft schon. Und ich gehe jetzt auch ins Bett. Ehrlich gesagt, bin ich todmüde.«

Damals, als Herr Spohrer diesen Bericht niederschrieb, hatte er keine Ahnung, daß der Arzt drei Jahre später die Diagnose ›Alzheimer‹ stellen würde. Wenn man aber beim obigen Bericht weiß, daß Frau Spohrer an Alzheimer – und damit an Demenz – leidet, betrachtet man ihr Verhalten mit anderen Augen.

Herr Spohrer hält zunächst das fest, was ihm am Verhalten seiner Frau auffällt. Das Verhalten, das sie im Urlaub an den Tag legt, ist neu für ihn. Seine Frau kann sich nicht mehr oder nur schwer auf neue Situationen einstellen. Sie gewöhnt sich nicht mehr an Kitzbühel und fühlt sich dort nicht wohl. Ihr Gedächtnis läßt sie öfter im Stich. Sie merkt das offenbar selbst, weiß es aber so zu verbergen, daß es anderen nicht auffällt. Sie ist äußerst kritisch geworden, lehnt sich gegen ihren Mann auf und versucht, Trubel und Unruhe zu vermeiden. Sie leidet an starken Stimmungsschwankungen. Sie bildet sich alles mögliche ein und ist schnell verärgert. Einmal weint sie sich bei ihrem Mann aus, ohne zu sagen, warum sie weint. Wahrscheinlich gab es noch einige andere Situationen, in denen sie sich merkwürdig verhielt, ohne daß es Herrn Spohrer auffiel. Oder er hat einige ihrer Verhaltensweisen nicht notiert, weil er sie schonen wollte oder weil es ihm weh tat.

Die Welt verschwimmt im Grau

Wenn sich die ersten Anzeichen von Alzheimer bzw. Demenz zeigen, hat dies viele Konsequenzen. Dies gilt auch für Frau Spohrer, die vor allem neue Eindrücke oder zu viele Eindrücke zur gleichen Zeit nicht gut verarbeiten kann. Ihre Krankheit konfrontiert sie mit den verschiedensten Veränderungen, die sich auf ihre Wahrnehmung, ihre Art sich zu bewegen, ihr Denken, Fühlen und Wollen, ihr Bewußtsein und ihre Stimmung auswirken. Für einen Außenstehenden ist oft nicht nachvollziehbar, in welcher Weise die Alzheimersche Krankheit den davon betroffenen Mensch beeinflußt und wie dieser darauf reagiert. Dazu müßte man diese Person besser kennen. Viel hängt auch von der Art und dem Schweregrad der Demenz ab. Hinzu kommen noch die individuellen Unterschiede, denn jeder Mensch unterscheidet sich nun einmal vom anderen und reagiert unterschiedlich auf das, was mit ihm vorgeht. Am Ende dieses Kapitels werden wir näher auf den Einfluß der Lebensgeschichte und der Persönlichkeit auf das Krankheitsbild eingehen.

In der Anfangsphase des Abbauprozesses treten in der Welt von Frau Spohrer und in der Weise, wie sie in dieser Welt steht, langsam Veränderungen auf. Die Welt verliert ihren Glanz und ihre festen Konturen; es scheint, als würde alles um sie herum grau und neblig. Aber glücklicherweise gibt es für sie noch genug Anhaltspunkte, um sich zurecht zu finden.

Auch die Umgebung spielt eine Rolle. Der verwirrte ältere Mensch spürt – vor allem am Anfang – sehr wohl, wie der Partner und andere auf die Veränderungen in seinem Verhalten reagieren. Wenn er sich unangemessen verhält oder etwas sagt, was in dem Augenblick nicht ins Gespräch paßt, bleibt die Reaktion der anderen nicht aus. Manchmal beschwichtigend (»Das kann doch jedem passieren« oder »Ja, ja, das Alter«), manchmal scherzend (»Die ersten Anzeichen von Alzheimer?«), manchmal verärgert oder sogar tadelnd (»Kannst du denn nicht besser aufpassen?«, »Du könntest auch mal an die anderen denken!«), und nicht selten auch mit Entsetzen. Wieder andere schweigen sich aus und tun so, als hätten sie nichts bemerkt. Wie dem auch sei, fast niemand weiß zu Beginn der Krankheit genau, was vor sich geht. Abweichendes Verhalten wird als ein isolierter Vorfall betrachtet und nicht als Symptom einer Krankheit erkannt.

Herr Spohrer akzeptiert die Veränderungen, obwohl der Urlaub nicht so verlaufen ist, wie er sich das gewünscht hatte. Vielleicht ist es seine Art, die Dinge nicht so schwer zu nehmen. Jedenfalls hat er noch keine Ahnung, was wirklich los ist. Er stellt nur fest, daß sich seine Frau ab und zu anders verhält, als er es von ihr gewöhnt ist, aber er sieht noch keine Ursachen.

Wenn ich das geahnt hätte!

Das Los der Familie Spohrer ist mehr oder weniger bezeichnend für das, was man im allgemeinen den ›schleichenden Beginn‹ der Demenz nennt. Damit ist gemeint, daß sich die auftretenden Symptome und Verhaltensstörungen so langsam entwickeln, daß weder die demente Person noch ihre Umgebung etwas davon merken. Doch dies ist nicht immer der Fall. Zunächst einmal können die Veränderungen im Gehirn sehr unterschiedlicher Art sein. Manchmal aber treten plötzliche und auffallende Verhaltensänderungen auf, die die Beteiligten einfach nicht leugnen können. Darüber hinaus werden die verschiedenen Verhaltensänderungen unterschiedlich intensiv erlebt. Kann man plötzlich nicht mehr so flott formulieren, empfindet jemand, der viel spricht, das vielleicht als viel tiefgreifender als den beginnenden Gedächtnisverlust. Was der eine als bedrohliche oder gar katastrophale Veränderung erfährt, kann für den anderen durchaus noch akzeptabel sein.

- Solange die Krankheit noch nicht sicher diagnostiziert ist, denken die Beteiligten selten direkt an Alzheimer oder Demenz. Auch die Umgebung läßt diesen Gedanken meist erst nach längerer Zeit zu, oft erst nach jahrelangen Problemen und Schwierigkeiten, wenn sich zeigt, daß die Symptome von Dauer sind und andere Erklärungsmöglichkeiten entfallen. Gehen wir aber einmal davon aus, daß der Partner beim merkwürdigen Verhalten des verwirrten Menschen direkt an Alzheimer denkt, so bleibt immer noch fraglich, ob er damit auch sofort die Konsequenzen dieser Erkenntnis akzeptiert. Das gilt auch für die betroffene Person selbst.

- Was wäre passiert, wenn Frau Spohrer gewußt hätte, daß ihr Verhalten in Österreich auf den Beginn einer Gehirngewebeveränderung zurückzuführen ist? Das hätte die Situation für sie und ihren Mann bestimmt nicht einfacher gemacht. Andererseits geht durch die späte Entdeckung der Krankheit oft kostbare Zeit verloren. Die beiden können mehr Verständnis für einander aufbringen, wenn sie von Anfang an wissen, was los ist, und wenn sie darüber sprechen. So können sie sich besser auf die schwierige Situation vorbereiten, die auf sie zukommt. Jetzt geht diese wichtige Phase oft durch die jahrelange Ungewißheit und Unsicherheit verloren. Wenn Herr und Frau Spohrer gewußt hätten, was vor sich geht, hätten sie darüber sprechen und einander eine Stütze sein können. Oft seufzen Familienangehörige nachher: Wenn ich das nur gewußt hätte! Sie bekommen Schuldgefühle, wenn ihnen bewußt wird, wie allein sich der andere mit seinen Problemen gefühlt haben muß, und weil sie bei den Verhaltensänderungen oft angenommen hatten, daß böse Absicht, Faulheit, Quengelei, Egoismus und andere schlechte Eigenschaften mit im Spiel sein könnten.

Die endgültige Diagnose

Mittwoch, 15. März 1989

»Morgen müssen wir wieder ins Krankenhaus. Dann werden uns die Ergebnisse aller Untersuchungen mitgeteilt, die Berta in den letzten Monaten über sich ergehen lassen mußte. Ich vermute, daß ich zu hören bekomme, was ich schon eine Zeitlang befürchte, nämlich daß Berta Alzheimer hat und daß alles nur noch schlechter werden kann. Unsere Kinder sind optimistischer. Sie sind der Meinung, daß es ihrer Mutter gar nicht so schlecht geht. Wenn sie nur wüßten, was ich im letzten Jahr alles mit ihr durchgemacht habe! Sie wird immer eifersüchtiger, und außerdem ist sie zur Zeit ziemlich mißtrauisch. Sie kennt sich in der Stadt nicht mehr aus. Ich wage es gar nicht mehr, sie allein weggehen zu lassen. Wenn es ihr gelingt, doch mal heimlich zu entwischen, verirrt sie sich prompt. Der Polizist, der sie das letzte Mal nach Hause brachte, hat gesagt, daß sie in Panik war, als er sie fand. Ihr Verhalten ist total unvorhersehbar. Manchmal sitzt sie einfach da und starrt vor sich hin, dann ist sie wieder schrecklich unruhig. Sie läuft manchmal den ganzen Tag hinter mir her. Ein anderes Mal lehnt sie sich in allem gegen mich auf. Dann will sie nichts von mir wissen. Ich muß zur Zeit alles abschließen. Ich fühle mich wie ein Gefangener im eigenen Haus. Außerdem habe ich den Eindruck, daß sie manchmal schon nicht mehr weiß, wer ich bin. Es kommt vor, daß sie nach mir ruft, obwohl ich neben ihr am Tisch sitze. Es ist einfach furchtbar. Ich muß mir aufschreiben, was ich den Arzt alles fragen will. Es kann doch wirklich nicht möglich sein, daß man nichts mehr machen kann! Gibt es wirklich keine Behandlung, die den Prozeß zum Stillstand bringen kann? Kann man Berta denn keine Vitaminspritzen geben? Es gibt doch Medikamente, mit denen man das Gedächtnis verbessern kann. Müssen wir vielleicht unsere Ernährungsweise ändern? Und wenn nichts zu ändern ist, wie schnell verschlechtert sich dann ihr Zustand? Ich will dem Arzt auch sagen, daß ich weiterhin zu Hause für sie sorgen will, so schwer mir das manchmal auch fällt. Wird es wirklich nur noch schlimmer? Und was, wenn mir was passiert? Wer sorgt dann für sie? Ich darf gar nicht daran denken, daß ich krank werde oder eher sterbe als sie. Kann ich zu Hause Hilfe bekommen? Eine Tagesschwester oder so? Berta kommt und setzt sich jetzt neben mich. Sie erzählt mir etwas, aber ich kann ihr nicht folgen. Sie zupft mich vorsichtig am linken Arm. Ich schreibe inzwischen weiter. Sie schaut mich an; ich kann es nicht genau beschreiben: Es ist eine Mischung von Zärtlichkeit und Traurigkeit. Mir kommen die Tränen. So scheint es doch noch, als würde sie mich erkennen. Ich will es einfach glauben.«

Keinen festen Halt mehr finden

Frau Spohrer hat die Zeit der unbedeutenden Gedächtnisstörungen, die sie noch leicht überspielen konnte, schon lange hinter sich. Was sie jetzt alles falsch macht, läßt sich nicht länger vertuschen. Solange sie ihren Mann noch erkennt, ist er der einzige Anker in einer Welt, die ihr immer fremder wird. Wenn sie ausgehen will, ist die Tür abgeschlossen. Wenn sie trotzdem entwischen kann, weiß sie kurz darauf schon nicht mehr, weshalb sie weg wollte, wo sie ist und wohin sie will. Wenn jemand fragt, woher sie kommt, muß sie die Antwort schuldig bleiben. Und immer diese Polizei! Ist ihren Kindern etwas zugestoßen? Hat ihr

Mann einen Unfall gehabt? Wenn sie dann wieder vor der eigenen Haustür steht, erkennt sie vage das Gesicht ihres Mannes als etwas Vertrautes. Aber wer er genau ist, weiß sie nicht. Es wird schon so seine Richtigkeit haben, denn er streckt die Arme nach ihr aus. Das tut gut, wenn man Angst hat: Bei jemandem Schutz suchen, der es offensichtlich gut mit einem meint. Manchmal läuft sie in einem Haus herum, das ihr unbekannt ist, mit einem fremden Mann an ihrer Seite, der gar nicht mal so übel ist. Er ist immer mit irgend etwas beschäftigt, hat immer etwas zu tun. Sie läuft dann einfach hinter ihm her, weil das nun einmal besser ist, als allein zu sein. Aber wenn er sie dann plötzlich streichelt und in die Arme nimmt, kommt Panik auf. Mit dem bin ich doch nicht verheiratet! Das wäre ja noch schöner! Sie möchte ihren Vater um Hilfe rufen, ruft aber spontan den Namen ihres Mannes. Panik, schon wieder Panik. Keinen festen Halt mehr. Frau Spohrer gleitet immer stärker in eine Welt ab, in der dichter Nebel herrscht.

Auch Herr Spohrer wird immer unsicherer und trauriger. Er weiß zwar nicht genau, was in seiner Frau alles vorgeht, vermutet es aber. Seine Frau stellt ihn immer wieder vor neue Rätsel. Sein Leben reduziert sich langsam auf ein paar Quadratmeter in seiner eigenen Wohnung. Er ist ans Haus gebunden. Seine Frau beansprucht ihn ständig. Je mehr Fragen er sich über die Zukunft stellt, desto entschlossener ist er, sein Los zu tragen. Frau Spohrer wird ihrem Mann fremd, langsam, aber sicher. Auch ihr eigenes Leben wird ihr mehr und mehr fremd. Sie wird gewissermaßen von diesem Leben abgeschnitten. Herr Spohrer wird von seiner Frau ›getrennt‹ und wird immer stärker auf sich selbst zurückgeworfen. Seine Kameradin von früher, seine Lebensgefährtin, seine Frau, steht ihm nicht mehr wirklich zur Seite. Er will sie beschützen, kann aber auch manchmal richtig wütend auf sie werden. Er fühlt sich dann von ihr im Stich gelassen und spürt, wie sich Aggression in ihm aufbaut.

Das Vertraute wird fremd

Regelmäßig zeigt sich, daß der Lebensgefährte erst um Hilfe bittet, wenn er es allein nicht mehr schafft. Wenn eine demente

Person alleinstehend ist, melden sich Familienangehörige, Nachbarn und Mitbewohner meist schon früher. Für den Partner oder Lebensgefährten hat Hilfe von außen oft viele Vorteile. Dabei geht es meist nicht nur um Hilfe bei der Pflege oder im Haushalt, sondern auch darum, daß man endlich wieder etwas Zeit für andere Dinge bekommt. In einer Situation im eigenen Leben, in der man sich allein fühlt, bekommt man endlich wieder einen Gesprächspartner. Hilfe bekommen bedeutet auch, daß das Umfeld den Ernst der Situation erkennt und anerkennt. Es gibt aber nicht nur Vorteile. Hilfe von außen konfrontiert den Partner auch mit der Tatsache, daß die Lage ernst ist und er dies akzeptieren muß. Mit anderen Worten: Der verschlechterte Zustand des Patienten wird auf diese Weise bestätigt und sichtbar gemacht. Der Partner kann es nicht mehr vor sich und anderen verheimlichen. Hilfe von außen ist ein sichtbares Zeichen dafür, daß er es nicht mehr alleine schafft. Das wird oft als Niederlage empfunden. Dazu kommt noch, daß der Partner gezwungenermaßen einen Fremden in die Intimität seiner Beziehung zum Patienten, in die Intimität der Familie und die seiner Wohnung eindringen lassen muß. Für Frau Spohrer bedeutet eine Pflegerin oder ein Pfleger vielleicht den soundsovielten Fremden im Haus. Aber vielleicht versteht sie sich mit ihr oder ihm entgegen aller Erwartungen sogar noch besser als mit ihrem Mann. Dies kann für Herrn Spohrer, vor allem zu Anfang, sehr schwer zu verkraften sein.

Buchstäblich geistesabwesend

Freitag, 20. November 1992

»Heute genau vor einem Jahr habe ich Berta zum ersten Mal zur Tagespflege ins Pflegeheim gebracht. Gewiß kein Datum, das ausgiebig gefeiert werden sollte, aber im nachhinein bin ich doch ganz froh, daß man sie dort aufnahm. Sie wird jetzt dreimal in der Woche von einem Minibus abgeholt. Und ich habe die Zusage, daß sie eine Zeitlang dort bleiben kann, wenn ich demnächst einen Termin für meine Operation bekomme.

Alles ist so schnell gegangen bei Berta. Ich kann kaum noch nachfühlen, was sie sieht und denkt. Es scheint, als ob eines das andere nach sich zieht. Was sie sieht, will sie unbedingt anfassen. Was ihr einfällt, muß sofort in die Tat umgesetzt werden. Sie faßt die Türklinke an, weiß aber nicht, daß man damit die Tür öffnen kann. Was sie sieht, erkennt sie nicht mehr. Ich frage mich auch, ob sie überhaupt begreift, was sie hört. Denn wenn ich mit ihr rede, schaut sie mich manchmal so verständnislos an. Ihre Unruhe macht mich fast verrückt. Vor allem nachts stöbert sie im Haus herum. Nichts ist sicher vor ihr. Sie bringt alles durcheinander und bringt sich selbst nicht selten in lebensgefährliche Situationen. Wie ein kleines Kind steckt sie alles in den Mund, und sie würde sicher auch aus einer Flasche Reinigungsmittel trinken. Aus diesen Gründen habe ich diese Tagespflege für sie beantragt. Denn ohne Hilfe würde ich es nie schaffen. Gott sei Dank hat der Arzt ihr ein Schlafmittel verschrieben, damit sie nachts durchschläft. Dadurch ist mein Leben nun etwas ruhiger geworden, obwohl Bertas Zustand sich langsam, aber sicher weiter verschlechtert hat. Ich denke noch oft an unseren letzten Urlaub in Österreich, als sie sich plötzlich so anders benahm und so eifersüchtig war. Manchmal wünsche ich mir sehnlichst, die Situation wäre noch so wie damals. Damals waren wir noch zusammen. Damals haben wir auch noch miteinander geschlafen. Das ist alles schon lange vorbei. Ich weiß nicht mehr, was in Berta vorgeht. Sie ist geistesabwesend, ja, geistesabwesend ist sie geworden.«

Als ob man sich im Nebel verirrt

Mit einer Pflegerin im Haus und Tagespflege im Pflegeheim schafft Herr Spohrer es gerade noch. Das Verhalten seiner Frau ist äußerst wechselhaft. Sie »denkt« nicht weiter als bis zum nächsten Augenblick. Für sie existiert nur das, was sie zur Zeit wahrnimmt, denkt, will und fühlt. Denken ist Handeln. Was sie fühlt, das tut und sagt sie auch. Aber sie versteht nicht mehr, was sie selbst hört und sieht. Sie begreift nicht mehr, was man zu ihr sagt. Sie weiß nicht, was sie sieht. Sie faßt alles an. Sie will alles sofort, und nicht erst später. Vertrautes ist ihr fremd geworden.

Alles ist wie neu und zum ersten Mal. Sie findet immer weniger Halt in einer Welt, die ihr immer fremder wird. Die Nebelschwaden werden immer dichter, und was das Schlimmste ist: sie bleiben, sie verziehen sich nicht mehr. Es gibt kaum noch einen Unterschied zwischen Tag und Nacht. Frau Spohrer stöbert im Haus herum, irrt umher und ist voller Unruhe. Sie findet keine Ruhe mehr.

Für Herrn Spohrer wird die Situation immer schwieriger. Seine Frau entzieht sich ihm immer mehr. Er sorgt zwar noch für sie, aber gleichzeitig verliert er seine Frau als Lebenspartnerin. Das Ehepaar Spohrer lebt nach wie vor unter einem Dach, aber von einem wirklichen Zusammenleben kann keine Rede mehr sein. Herrn Spohrers Frau ist zwar noch in seiner Nähe, aber trotzdem vermißt er sie. Denn obwohl sie noch am Leben ist, hat er sie im Grunde schon verloren. Wir sehen häufig, daß sich Partner von dementen Menschen einsam und wie verwitwet fühlen. In bezug auf ihre körperlichen und emotionalen Bedürfnisse leben sie im Grunde ohne Partner, andererseits sieht die Außenwelt sie nicht als Alleinstehende, da ihr Partner ja noch lebt und oft noch mit ihnen zusammenlebt. Aber dennoch hat Frau Spohrer ihren Mann verloren und Herr Spohrer seine Frau. Er weiß, daß sie noch da ist, kann sie aber nicht mehr erreichen. Als ob sie sich im Nebel verirrt hätten.

Wenn das Verständnis für die Zusammenhänge schwindet

Durch die Alzheimer-Krankheit und andere Formen der Demenz verliert ein Mensch oft schon im Frühstadium der Krankheit den Einblick in seine Situation und das Verständnis dafür. Einblick in die eigene Situation, Erkenntnis der eigenen Lage und Verständnis dafür bedeuten aber, daß man den Zusammenhang der Dinge sieht, die sich ereignen. Einblick, Erkenntnis und Verständnis bedeuten auch, daß man eine Erklärung findet, mit der man die Situation oder die Ereignisse in den Griff bekommt. In den Anfangsstadien der Demenz bemühen sich die betroffenen Menschen oft darum, eine Erklärung für ihr Fehlverhalten, ihre Unsicherheit und ihre Unruhe zu finden.

- Das Entscheidende bei Demenz ist gerade, daß die gefundene Erklärung den Betroffenen nicht aus seiner Unsicherheit befreit und ihm keine Hilfe für die Zukunft bietet, sondern das Gefühl der Unruhe und Gefahr im Grunde nur vergrößert. Manche Menschen, die die Erklärung nicht bei sich selbst, sondern im Umfeld suchen, werden mißtrauisch. Niemand leidet darunter so stark wie der Mißtrauische selbst. Denn der sieht in allem und jedem einen Grund zum Mißtrauen. Ob er sich nun mit Anschuldigungen aktiv zur Wehr setzt oder sich passiv verhält und sich zurückzieht: nichts hilft. Ein Teil des Verhaltens von Frau Spohrer in Kitzbühel, zum Beispiel ihre Ausflüchte und ihre Kritik an ihrem Mann, könnte man als Versuch interpretieren, die Kontrolle über die Situation zu behalten. Im Laufe der Entwicklung der Krankheit kommt aber einmal der Zeitpunkt, ab dem diese Versuche unterbleiben.

- Manche Patienten suchen den Grund bei sich selbst und sehen in allem eine Bestätigung ihrer eigenen Wertlosigkeit. Nicht selten hört man diese Menschen sagen: »Es wäre besser, wenn ich nicht mehr leben würde.« Im Grunde muß auch dies als fruchtloser Versuch gewertet werden, die Situation zu meistern. Einem Toten kann man ja nichts vorwerfen. Diesen Kampf, mit der Situation fertig zu werden, sehen wir häufig im Anfangsstadium von Demenz, und oft ist er mit heftigen Emotionen wie Wut, Verzweiflung und Depressivität verbunden. In einem späteren Stadium verliert sich dann die Schärfe der Reaktion. Die Versuche, das Geschehene zu begreifen, durch Nachdenken und Beurteilen die Situation im Griff zu behalten, lassen nach und hören schließlich ganz auf.

Unsere Erfahrungen mit dementen Menschen zeigen jedoch, daß ihnen intuitiv bewußt ist, daß merkwürdige Dinge mit ihnen geschehen. Und dieses intuitive Wissen setzt Emotionen frei. Der Krankheitsprozeß bei Demenz spielt sich im Gehirn ab, aber die daraus entstehenden Probleme bleiben nicht darauf beschränkt.

Wichtig

Der geistig verwirrte Mensch ist nicht bloß ein Objekt, an dem sich etwas vollzieht, sondern er nimmt mit seinem ganzen Wesen an diesem Krankheitsprozeß teil, sowohl zu Beginn als auch bei fortschreitendem Krankheitsprozeß. Und gerade diese mehr oder weniger bewußte, mehr oder weniger intuitive Anteilnahme verursacht im weiteren Verlauf der Krankheit ein verstärktes Gefühl der Unsicherheit und der Bedrohung.

Teilhaben, auch ohne zu erkennen

Kenntnis der Symptome und des Krankheitsverlaufs bei Alzheimer und anderen Formen der Demenz hilft den Menschen im Umfeld des Patienten – und vor allem den Familienangehörigen –, das (Fehl-)Verhalten des Patienten zu akzeptieren. Aber es reicht nicht, um mit der kranken Person einfühlsam umgehen und auf deren persönliche Art zu reagieren liebevoll eingehen zu können. Um weiterzukommen, müssen wir den Begriff »Erfahrungszusammenhang« einführen. Dieser Begriff besagt, daß der geistig verwirrte ältere Mensch an allem teilnimmt, was mit ihm geschieht und was in ihm vorgeht. Diese Teilhabe ist wesentlich länger vorhanden, als wir annehmen. Vor allem zu Beginn der Krankheit stellt der Betroffene alle möglichen Veränderungen an sich selbst fest und verarbeitet sie auf seine eigene Weise. Und zwar nicht nur, indem er sie leugnet, sie vertuscht oder gar verniedlicht, sondern auch durch Gefühle der Angst, der Unsicherheit und der Trauer. In dieser Phase reagieren verwirrte ältere Menschen mit allen Verhaltensweisen und Gefühlsäußerungen, die wir aus der Verlustverarbeitung kennen. Dies zeigt uns, daß sie an dem teilnehmen, was mit ihnen geschieht; daß nichts sie unberührt läßt.

Die Teilhabe an der eigenen Wirklichkeit, die wir mit dem Wort »Erfahrungszusammenhang« bezeichnen, ist etwas anderes als das Erkennen der eigenen Lage und das Verständnis dafür, über die wir oben sprachen. Denn gerade diese beiden fehlen. Kein Mensch kann seine eigene versagende Erkenntnis erkennen. Die

Informationen, die der Kranke über seine Augen und Ohren und vor allem über sein Gleichgewichtsorgan erhält, vermitteln ihm eine Wirklichkeit, die ihn beunruhigt. Es ist seine Wirklichkeit. Sie ist launisch und unberechenbar und bietet ihm keinen Halt. Der verwirrte ältere Mensch fühlt sich in seiner Wirklichkeit verloren, fremd und ohne Heimat.

Mit Kopf und Bauch beteiligt sein

Menschen reagieren verschieden. Der eine Patient erträgt die Veränderungen mit Fassung und akzeptiert sie. Der andere lehnt sich auf und widersetzt sich. Manche winken bei jedem gut gemeinten Rat ab und tun so, als sei alles beim alten. Andere werden böse und reagieren abweisend, wenn Menschen aus ihrer Umgebung sie zu einer näheren Untersuchung überreden wollen. In manchen Fällen spielt der oder die Betroffene sogar ernsthaft mit dem Gedanken der Selbsttötung. Zu Beginn des Krankheitsverlaufs nehmen die Menschen vor allem »mit dem Kopf« an dem teil, was ihnen widerfährt; im weiteren Verlauf des Krankheitsprozesses reagieren sie dann immer stärker »mit dem Bauch«, mit ihrem Gemüt, mit ihren Gefühlen. Das wachsende Gefühl der Unsicherheit und der Bedrohung führt zu einem Verhalten, bei dem die Nähe anderer Personen gesucht wird: man verlangt ständig nach der Nähe des Lebenspartners, man klammert sich an allem und jedem fest, oder man läuft bei Nacht und Nebel auf die Straße, weil man »nach Hause« will. Und »nach Hause« bedeutet in diesem Fall nicht selten das eigene Elternhaus, in dem man Kind war.

Die Beteiligung des Partners

Herr Spohrer ist mit dem Haushalt und allen dabei anfallenden Arbeiten voll ausgelastet. Er kocht und kauft ein und sorgt sich auch sonst um alles. Das macht ihm zu schaffen. Aber nicht nur die praktischen Dinge machen ihm das Leben schwer. Im Grunde könnte man sagen, daß sein eigenes Leben schon eine Zeitlang auf Eis liegt. Er hat keine Zeit mehr, sich um seine Briefmarkensammlung zu kümmern, und ein Kartenabend mit seinen Freunden ist schon seit Monaten nicht mehr möglich. Diese Beispiele zeigen, daß das Leben des Partners völlig in der Sorge für den verwirrten Menschen aufgehen kann, vor allem, wenn sich in den Jahren vor dem Ausbruch der Krankheit ein starkes Band zwischen den Eheleuten entwickelt hatte. In diesem Fall gibt der Partner nicht so schnell auf, wenn die Demenz ihn und sein Leben auch im Innersten trifft.

- Alle Vorstellungen, die er sich – oft gemeinsam mit dem Ehepartner – von seiner letzten Lebensphase gemacht hat, muß er nun über Bord werfen. Die Zukunftsperspektive ändert sich radikal. Pläne für später schrumpfen ins Nichts zusammen und was übrig bleibt ist oft nur das sehnsüchtige Warten auf den Besuch der Tochter am Wochenende oder auf das gemütliche Kaffeetrinken mit der Pflegerin oder dem Pfleger am nächsten Tag.

- Es ist nicht auszuschließen, daß der gesunde Partner unter solchen Umständen in eine tiefe Glaubenskrise gerät. Fragen nach dem Sinn des Lebens bleiben ohne Antwort und treiben manchen zur Verzweiflung. Demenz konfrontiert den gesunden Partner auch in dieser Hinsicht mit einem Verlust und demzufolge mit dem Prozeß der Verlustverarbeitung. Nicht nur die Zukunft gerät unter Druck, sondern auch die Vergangenheit wird in Frage gestellt.

- Mancher Partner fühlt sich, vor allem zu Beginn, für die neue Situation verantwortlich und sucht die Schuld bei sich. Dies hat zur Folge, daß sich das Band, das die beiden Partner miteinander verbindet, stärker als je zuvor herauskristallisiert. Das Ergebnis der gemeinsam verbrachten Jahre, die Frucht der gemeinsam erlebten Vergangenheit, prägt nicht nur die Verlusterfahrung des gesunden Partners, sondern beeinflußt auch dessen Belastbarkeit.

Die Rolle der Biographie

Es ist vor allem die Biographie, der Lebenslauf, der dem Verhalten des dementen Menschen seine Einmaligkeit und Eigenheit gibt. Die Spuren dieses individuellen Lebenslaufes trägt er immer mit sich. Man versteht das Verhalten eines Dementen oft besser, wenn man weiß, was der Patient in seinem Leben erfahren hat. Es hilft bei der Pflegearbeit und erleichtert den Kontakt mit dem Patienten und dessen Familie. Um besser verstehen zu können, was genau mit »Lebenslauf« gemeint ist, gehen wir kurz darauf ein, wie das Gedächtnis funktioniert.

Das Gedächtnis

Unser Gedächtnis und seine Funktionsweise ist eng mit der Art und Weise verbunden, in der es Informationen verarbeitet. Wir nehmen Informationen über unsere Sinnesorgane auf, über unser Sehvermögen, unser Gehör, unseren Tastsinn, unseren Geruchssinn, unseren Geschmackssinn und unser Gleichgewichtsorgan. Das Gedächtnis, das wir uns als einen Informationsverarbeitungsprozeß vorstellen können, arbeitet sozusagen in drei Phasen. Zunächst einmal wird die Information aufgenommen, dann wird sie gespeichert und erst dann kann sie, über das Erinnern und das Erkennen, wiederverwendet werden. Das Gedächtnis kann übrigens auch Informationen, die nicht über unsere Sinnesorgane zu uns gekommen sind – wie etwa unsere Gedanken –, im Gedächtnis speichern und nutzen.

Heute und früher

Es ist allgemein bekannt, daß sich verwirrte ältere Menschen oft nur noch für Dinge interessieren, die »früher« passiert sind, die also in der Vergangenheit liegen. Daraus können wir schließen, daß sie sich noch gut an ihre früheren Eindrücke und Erfahrungen erinnern können. Ihr Leben geht zwar weiter, aber auf die Dauer liefert ihnen ihr Gedächtnis nur noch Informationen aus früheren Abschnitten ihres Lebens. Sie sind oft sogar nicht mehr in der Lage, zwischen dem »Heute« und dem »Früher« zu unterscheiden; sie interpretieren Informationen über früher dann als Informationen über das Hier und Jetzt und handeln auch danach. Wenn Frau Spohrer plötzlich immer von »Hanna« spricht, wird dies für die Pflegerin erst verständlich und erklärlich, wenn sie weiß, daß Hanna das erste Kind von Frau Spohrer war, das einige Monate nach der Geburt verstarb. Wenn ein dementer Mann morgens immer wieder vor Tagesanbruch das Haus verläßt, versteht man dies erst, wenn man weiß, daß er als Knecht auf einem Bauernhof fast sein ganzes Leben lang früh aufstehen mußte, um die Kühe zu melken. So könnten wir hier noch zahllose Beispiele nennen, die uns zeigen, daß wir mehr Verständnis für das aufbringen können, was verwirrte ältere Menschen sagen und tun, wenn wir wissen, wie ihr Leben verlaufen ist, wenn wir ihre »Lebensgeschichte« kennen. Ohne dieses Wissen ist es für Pflegerinnen und Pfleger eine fast unmögliche Aufgabe, sich in die Erlebniswelt des dementen Menschen hineinzuversetzen.

Wenn alte Wunden wieder aufreißen

Es wäre nicht das erste Mal, daß die Bombenangriffe des Zweiten Weltkrieges für manche Dresdener wieder lebendig werden, wenn sie tieffliegende Jagdflugzeuge hören oder sehen. Bei jedem von uns kann Angst Erfahrungen von Angst in der Vergangenheit wieder aufleben lassen. Und wer in eine Situation gerät, die früher einmal mit Schuldgefühlen verbunden war, kann dieses Schuldgefühl auch heute wieder erfahren. Das heißt, daß unser Gedächtnis alte und neue Erfahrungen koppeln, miteinander verbinden kann. Das ist nicht nur bei gesunden, sondern auch bei verwirrten älteren Menschen der Fall.

Menschen mit Demenz gleiten oft langsam in eine Situation ab, in der sie sich nicht mehr sicher fühlen. Sie fühlen sich dann im Strich gelassen, entwurzelt, heimatlos und oft mutterseelenallein. Und bei manchen verwirrten älteren Menschen kann diese Erfahrung alte Wunden wieder aufreißen und unverarbeitetes erlittenes Leid wieder wachrufen. So können Geldsorgen von früher wieder aktuell werden. Oder der Alzheimerpatient bekommt wieder Angst vor Bestrafung für zu spätes Nachhausekommen. Er fürchtet aufs neue den Tod der (schon lange verstorbenen) Eltern oder trauert wieder über den Tod des Kameraden, der gerade vor Stalingrad gefallen ist.

Erinnerungen kann man wecken

Obwohl viele verwirrte ältere Menschen in der Vergangenheit leben, müssen sie die Antwort oft schuldig bleiben, wenn man Genaueres über bestimmte Ereignisse in der Vergangenheit wissen will. Es gelingt ihnen also nicht, die Informationen, die im Gedächtnis gespeichert sind, abzurufen. Es scheint, als hätten sie wirklich alles vergessen.

Wenn der Pfleger oder Betreuer aber selbst die Initiative ergreift und wichtige Aspekte im Lebenslauf des Patienten zur Sprache bringt, zum Beispiel die Armut in den Jahren der Wirtschaftskrise, die vielen hungrigen Münder, die die Mutter allein ernähren mußte, den Beruf des Vaters, die Kriegsjahre, die eigene Position unter den Geschwistern im Elternhaus usw., so zeigt sich oft, daß demente Menschen viel mehr über sich selbst wissen und erzählen können, als man zunächst angenommen hat. Sie brauchen einen Anhaltspunkt, um die Informationen aus ihrem Gedächtnis abrufen zu können. Die Frage: »Sie waren doch früher zu zehnt daheim? Wie war denn das?« ist einladender und führt in der Regel zu einer ausführlicheren Antwort als die Frage: »Wie viele Kinder hatten ihre Eltern?« Fragende Bemerkungen über die riesigen Geschirrberge beim Abwasch, das Abtragen der (gewendeten) Kleider der älteren Brüder oder Schwestern, das Einwecken von Obst und Gemüse und die ewigen Kohlgerichte im Winter, das Teppichklopfen, die Reihenfolge, in der samstags die Badewanne benutzt werden durfte usw., bieten dementen Menschen genügend Anknüpfungspunkte für ausführliche Erzählungen.

Wichtig

Selbstverständlich ist es leichter, Erinnerungen wiederzubeleben, wenn der Betreuer oder Pfleger die Lebensgeschichte des dementen Menschen kennt. Mit gezielten Fragen kann er dann Informationen im Gedächtnis des Patienten abrufen, die dieser nicht mehr aus eigener Kraft erreichen kann. Und das Wissen um die Vorlieben und Abneigungen, die Hobbys, die guten und schlechten Gewohnheiten, den Umgang mit dem Glauben usw. hilft nicht nur, Kontakt mit dem dementen Menschen zu bekommen, sondern trägt auch wesentlich dazu bei, daß dieser sich wohl fühlt.

Die Rolle der Persönlichkeit

Auch die Persönlichkeit des verwirrten älteren Menschen spielt beim Verlauf der Demenz eine Rolle. Mit »Persönlichkeit« meinen wir in diesem Zusammenhang die Gesamtheit der Charaktereigenschaften, die einen Menschen ein Leben lang von anderen unterscheiden, seine typische und nur für ihn bezeichnende Art, zu handeln und zu sein. Sie bleibt unter den verschiedensten Umständen im Leben fast unverändert und macht die Person sozusagen als solche erkennbar. Familienangehörige und Freunde von Herrn Spohrer könnten von ihm sagen: »Es ist bezeichnend für ihn, die Sache auf diese Weise anzugehen.« Und Herr Spohrer könnte gegenüber der Pflegerin im Haus die folgende Bemerkung über seine Frau machen: »Diese Reaktion, das ist eben typisch Berta.«

Man bleibt, wer man ist

Wie demente Menschen mit der Krankheit und deren Symptomen umgehen, hängt stark von ihrer Persönlichkeit ab. Menschen sind und reagieren nun einmal verschieden. Manche Menschen nehmen jedes Problem energisch in Angriff, andere wiederum warten lieber ab. Dazu kommt noch, daß nicht jeder leicht über seine Gefühle spricht, vor allem nicht bei Enttäuschungen oder Verlusterfahrungen. Manche können besser über ihre Emotionen sprechen als andere. Menschen unterscheiden sich auch in der Art und Weise und in dem Maße, wie sie Hilfe von anderen erbitten bzw. diese akzeptieren. Manche neigen in einer bestimmten Situation eher dazu, die Hilfe anderer abzulehnen, als daß sie sich von ihrer nächsten Umgebung unterstützen lassen. Sie wollen nicht abhängig werden oder anderen zur Last fallen. Und wer schon bei Mißerfolgen oder Enttäuschungen aggressiv reagiert, wird sich im Falle von Demenz wahrscheinlich schneller an seiner Umgebung abreagieren als ein gelassener Mensch.

Frau Spohrer wird die Veränderungen, mit denen ihre Krankheit sie konfrontiert, schwerer verarbeiten, wenn sie schon vor ihrer Krankheit ein reservierter und verschlossener Mensch war. Wenn sie allerdings alle Enttäuschungen eher heiter nahm, werden sie und ihre Umgebung es leichter haben. Menschen, die immer schon dazu neigten, bedrohliche Situationen zu leugnen und zu überspielen, werden dies auch tun, wenn sie dement werden. Jemand, der sich bei einem Mißerfolg ungerecht behandelt fühlt, Selbstmitleid hat und die Schuld bei anderen sucht, wird sich voraussichtlich auch so verhalten, wenn die fortschreitende Demenz ihn mit Problemen konfrontiert. Man bleibt auch in der Krankheit, wer man ist.

Kann Verhalten überhaupt gleich bleiben?

Manchmal wird behauptet, daß bei der Demenz die Charaktereigenschaften einer Person akzentuiert, das heißt verschärft werden und daß sich dann die wahre Art dieser Person zeigt. Es sind meist Familienangehörige oder gute Freunde – auf jeden Fall Menschen, die die demente Person schon länger kennen –, die zu diesem Schluß kommen. Sie meinen damit oft ein stärkeres Hervortreten der negativen Eigenschaften eines Menschen. Andere wiederum sagen, daß der Demente Dinge sagt oder tut, die überhaupt nicht zu ihm passen und die man nie von ihm erwartet hätte. Zum Beispiel: Die Selbstbeherrschung sei weg, alle Hemmungen seien fallengelassen worden.

Es ist nicht mit Sicherheit vorauszusagen, daß sich jemand ändert bzw. daß er immer der gleiche bleibt. Was verstehen wir unter der »wahren Art« eines Menschen? Was er sagt und tut? Die Art und Weise, in der er es sagt und tut? Was er verschweigt und verbirgt? Oder die Art und Weise, in der er es verschweigt und verbirgt? Was bleibt im Laufe der Zeit gleich im Verhalten eines Menschen und was ändert sich? Wir wissen es nicht.

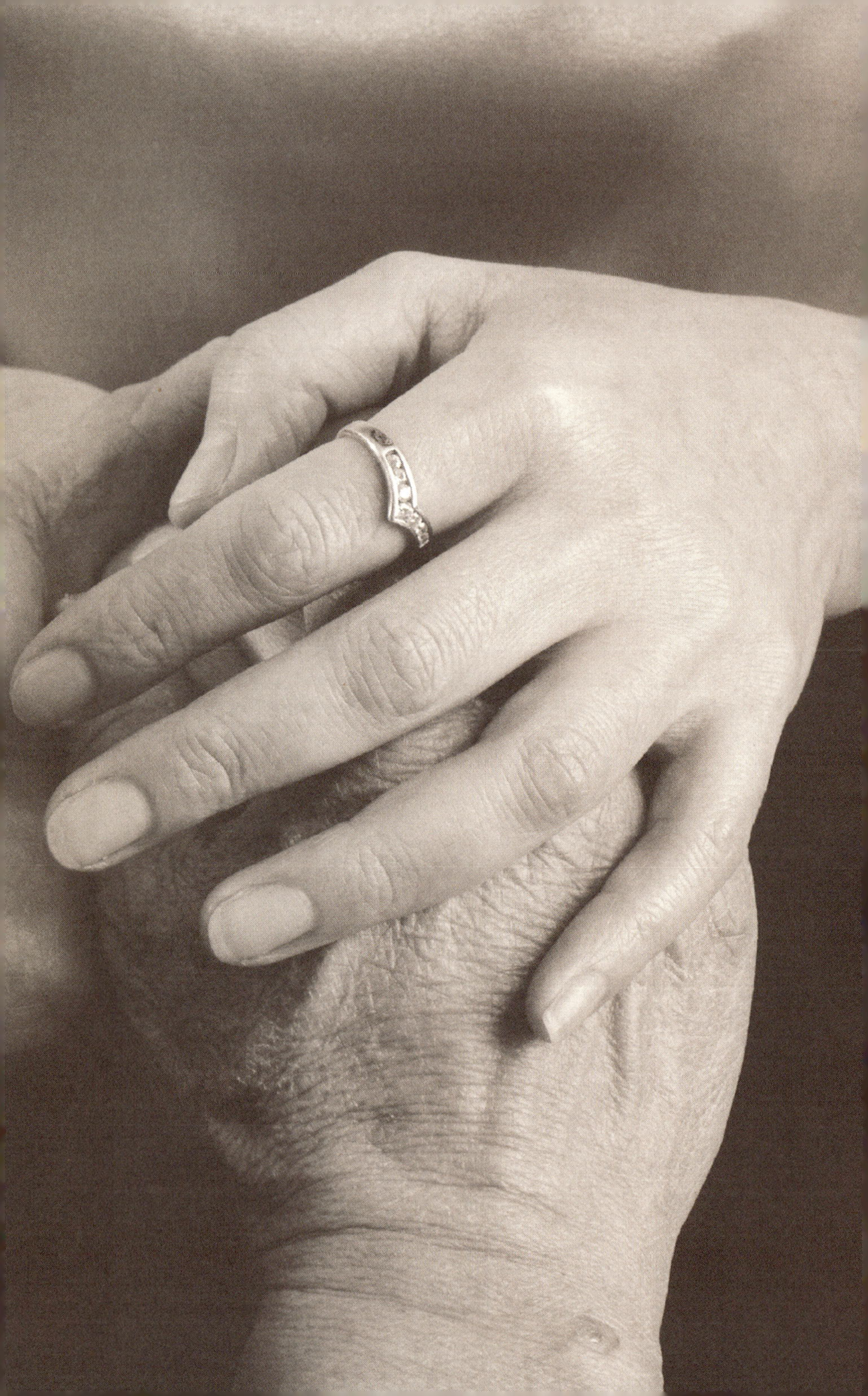

Nähe und Distanz

Je mehr die geistigen und körperlichen Kräfte eines Menschen nachlassen, desto abhängiger wird er von seinen Betreuern. Der verwirrte ältere Mensch sucht Nähe, um sich sicher zu fühlen. Seine Betreuer müssen ihm diese Nähe geben und andererseits die richtige Distanz halten, um nicht aus Fürsorglichkeit Überbesorgtheit oder Bevormundung werden zu lassen.

Kapitel 3
Fürsorglichkeit – mehr als nur Pflichtgefühl

Fallbeispiel

»Wo bin ich heute wieder zu Besuch?«

»Ich spüre jetzt an vielen kleinen Dingen, daß ich mich um sie sorge«, sagt Saskia.

Seit Jahren arbeitet sie bereits bei der Familie Mühlmann. Frau Mühlmann leidet an der Alzheimer-Krankheit. Sie wohnt mit ihrem Mann in ihrem früheren Elternhaus. Gleich nach der Heirat zog sie mit ihrem Mann bei ihren Eltern ein und ist da geblieben. Saskia berichtet: »Am Anfang fand ich es schwierig. Ich hatte schon mit dem Haushalt alle Hände voll zu tun. Herr Mühlmann wollte mir bei allem helfen und eigentlich müßte man das ja auch akzeptieren. Er hat aber zwei linke Hände. Und wenn er dann spürte, daß er mir mehr im Weg stand als behilflich war, setzte er sich an den Tisch und starrte mich unentwegt an. Oder er beschäftigte sich mit seiner Frau und die wurde dadurch nur noch unruhiger.« Saskia erzählt weiter, daß ihr die Arbeit anfangs sehr schwer fiel. Vor allem auch deswegen, weil Frau Mühlmann ständig Aufmerksamkeit verlangte und sie überhaupt nicht zu ihrer Arbeit kam. Aber irgendwann kam der Augenblick, in dem Saskia Mitleid für Frau Mühlmann empfand. Das führte auch dazu, daß sie ihre eigene Arbeit mit anderen Augen betrachtete. An diesen Augenblick kann sie sich noch sehr genau erinnern: »Frau Mühlmann kam die Treppe herunter. Auf der vorletzten Stufe stolperte sie, konnte aber gerade noch das Gleichgewicht behalten. Ich war in der Diele beschäftigt, es passierte direkt vor meinen Augen. Als sie schließlich ganz unten war, schaute sie mich hilflos an und fragte mich, ob ich vielleicht wüßte, wo sie jetzt wieder zu Besuch sei. Und das, obwohl sie schon ihr ganzes Leben lang in diesem Haus wohnte! Sie erkannte ihr eigenes Elternhaus nicht wieder! Das hat mich tief berührt.«

Nach diesem Erlebnis ging Saskia nicht mehr nur zur Familie Mühlmann, um den Haushalt zu besorgen. Sie beschäftigte sich von da an auch damit, was diese Krankheit für Frau Mühlmann bedeuten mußte. Natürlich sorgte sie auch weiterhin dafür, daß alles sauber und ordentlich war, aber dabei blieb es nicht mehr: Anteilnahme und Fürsorglichkeit kamen nun hinzu.

Nähe suchen, eine natürliche Reaktion

Saskia arbeitet bei Familie Mühlmann. Durch die Unruhe von Frau Mühlmann und ihr Aufmerksamkeit erzwingendes Verhalten gelingt es Saskia anfangs kaum, sich auf ihre Arbeit zu konzentrieren. Aber damit macht Frau Mühlmann deutlich, daß sie durch das, was mit ihr geschieht, verunsichert und verängstigt ist. Das Umherirren ohne Richtung und Halt verwirrt sie. Ihr Denken und Handeln wird von einem Gefühl der Unsicherheit und lauernder Gefahr erfüllt. Ihr erstes und dringlichstes Bedürfnis ist es, Halt und Sicherheit zu finden, und das versucht sie zu erreichen, indem sie auf alle möglichen Arten die Nähe und Aufmerksamkeit von Saskia sucht. Frau Mühlmann zeigt dabei nähesuchendes Verhalten bzw. Bindungsverhalten, in ihrer Verunsicherung ein selbstverständliches Verhaltensmuster.

Unter normalen Umständen reagieren Eltern oder andere Verantwortliche auf das nähesuchende Verhalten von kleinen Kindern mit nähegebendem Verhalten. Wenn ein Kind weint, ruft oder ständig hinter der Mutter oder dem Vater herläuft, reagiert die Mutter oder der Vater im allgemeinen mit fürsorglichem Verhalten. Die Mutter nimmt das Kind auf den Arm, drückt es an sich und beruhigt es. Diese Wechselbeziehung zwischen Bindungsverhalten und fürsorglichem Verhalten ist nicht auf die Interaktion zwischen Eltern und Kindern beschränkt. Es kann zwischen allen Menschen auftreten, unabhängig von ihrem Alter und ihrer Beziehung zueinander. Daß Pfleger und Betreuer das Suchen nach Halt und Sicherheit von dementen Menschen in der Regel mit fürsorglichem Verhalten beantworten, ist eine natürliche Reaktion. Wer herumirrt, quasi im Nebel tappt, braucht jemanden, der ihm Halt gibt und an dem er sich festhalten kann.

Im zweiten Kapitel beschrieb Herr Spohrer, wie seine Frau anfangs plötzlich weinte und seine Nähe suchte. Später legte sie oft unvermutet den Arm um seine Schultern, lief dauernd hinter ihm her, rief nach ihm oder zerrte an seiner Kleidung. In einem noch späteren Stadium klammerte sie sich oft an ihn oder lief suchend durch das Haus. Die Beschreibung von Herrn Spohrer war keine objektive Beschreibung eines Beobachters, sondern die Beschreibung eines Ehemannes, der das Verhalten seiner Frau festhält. Dieses Verhalten hängt auch von der gemeinsamen Vergangenheit und dem Umgang der beiden miteinander ab. Die Weise, wie sie und ihr Mann ihre Gefühle zeigten, spielt dabei eine große Rolle. Viele Pflegerinnen und Pfleger erfahren, daß sich demente Menschen auch ihnen gegenüber nähesuchend verhalten. Sie beantworten dieses Verlangen nach Sicherheit und Schutz dann oft selbstverständlich und ohne zu zögern.

Aus ›arbeiten mit‹ wird ›sorgen für‹

Viele Tagespfleger kommen zunächst einmal für die nötigen Aufgaben im Haushalt; sie kommen zur tatkräftigen Unterstützung und wollen etwas tun. Die Wohnung muß aufgeräumt werden, die Bewohner und der Besuch sollen sich wohl fühlen. Die Arbeit ist ergebnisorientiert, und zwar auf ein Ergebnis, das sichtbar ist, für einen selbst und vor allem für andere. Das ist gar nicht so erstaunlich, denn anhand dieses Ergebnisses wird man beurteilt. Dabei hat man es in erster Linie mit den älteren Menschen zu tun, in deren direkter Umgebung man die Arbeit erledigt. Natürlich behandelt man sie mit Respekt und ist freundlich zu ihnen; so hat man das während der Ausbildung gelernt und so ist man erzogen worden. Oft sieht man aber nur das Äußerliche ihres Lebens und ihres Verhaltens. Vor allem, solange man sich in der neuen Umgebung noch nicht ganz sicher fühlt, wird man die älteren Leute vor allem danach beurteilen, ob sie einen bei der Arbeit unterstützen oder behindern. Man könnte sagen, man trifft sie, aber man begegnet ihnen nicht wirklich. Im Laufe der Zeit vertieft sich die Beziehung aber in den meisten Fällen, wie wir auch bei Saskia gesehen haben. Manchmal entsteht der Kontakt plötzlich, und kleine Dinge bilden den Anlaß. Weil Saskia einen Blick dafür hatte, erhielt die Unsicherheit von Frau Mühlmann eine tiefere Bedeutung für sie, und es war nicht nur ein Phänomen oder ein Symptom, mit dem man bei einer dementen Person rechnen kann. Frau Mühlmanns Orientierungslosigkeit wurde zu einem Notsignal, das Saskia tief berührte und auf das sie einfach reagieren mußte. Nicht, weil das zu ihrer Arbeit gehörte, sondern weil ihr Herz das von ihr verlangte.

Den kranken Menschen akzeptieren

›Sorgen für‹ beinhaltet mehr als nur ›arbeiten mit‹. Fürsorgliches Verhalten ist mehr als die Summe aller Pflichten und Tätigkeiten. Fürsorgliches Verhalten hat sehr viel mit der Einstellung zu tun, mit der man diese Pflichten und Tätigkeiten erfüllt. Wenn man sorgt, betrachtet und erledigt man seine Arbeit nicht mehr isoliert von der Situation, sondern man ist in allem, was man tut, auf den anderen bezogen.

Saskia sagt, daß sie an Kleinigkeiten erkennen kann, daß sie sich Sorgen macht. Sie spürte es vor allem daran, daß sie sich in die Lage von Frau Mühlmann zu versetzen versucht. Das hört auch nach der Arbeit nicht auf. Seit sich Saskia intensiver mit der Situation von Frau Mühlmann beschäftigt, fühlt sie sich für sie verantwortlich.

Ein wichtiger Aspekt bei diesem Prozeß der Einstellungsveränderung ist die Akzeptanz der Verhaltensstörungen. Die Vergeßlichkeit, die Probleme bei den alltäglichsten Handlungen, das nicht mehr Erkennen der verschiedensten Dinge, der Rückgang der Geisteskraft, die Inkontinenz, die Sprech-, Schreib- und Rechenprobleme und die Vernachlässigung der persönlichen Hygiene, all diese Symptome von Demenz stehen für den Betreuer und Pfleger dann nicht mehr zur Diskussion. Er leugnet sie nicht mehr, er widersetzt sich ihnen nicht mehr, er beschönigt sie nicht mehr. Sie verlieren für ihn ihre primäre Bedeutung. Für ihn stehen nicht mehr die Folgen der Krankheit im Mittelpunkt, sondern die Bedeutung dieser Folgen für den verwirrten älteren Menschen selbst.

Saskias Besorgnis richtet sich vor allem darauf, wie Frau Mühlmann ihre Verhaltensstörungen verarbeitet. Es interessiert sie viel weniger, was genau schiefläuft, sondern vielmehr, wie die demente Person darauf reagiert und wie man der Person, die unter diesen Verhaltensstörungen leidet, wirklich helfen kann.

Wichtig

Wenn der Pflegende die bei Alzheimer und anderen Formen der Demenz auftretenden Störungen wirklich akzeptiert, kommen die nötige Zeit und die innere Ruhe fast von selbst, um sich mit der tieferen Bedeutung und Funktion von Mißtrauen, Aggression, Unruhe, Stimmungsschwankungen und Wahnvorstellungen zu beschäftigen.

Pflegende und die Familie des Kranken

Für die Familie stellt sich das Problem der Akzeptanz in ganz anderer Weise als für das Pflegepersonal. Pflegende stehen am Anfang einer Beziehung, die noch aufgebaut und vertieft werden muß. Die Familienangehörigen werden mit dem Abbruch einer Beziehung konfrontiert. Für sie steht vor allem der Verlust im Vordergrund. Das gestörte Verhalten des Dementen hat für den Partner und die Kinder eine ganz andere Bedeutung. Sie sehen, daß ihr Partner, ihr Vater, ihre Mutter, langsam und unaufhaltsam immer mehr abbaut. Während dem Pflegepersonal zunächst und vor allem die verschiedenen Verhaltensstörungen auffallen, wird die Familie in erster Linie mit dem Ergebnis dieses Prozesses konfrontiert: Hier ist ein lieber Mensch, dessen Zustand sich immer mehr verschlechtert und der sich durch seine Krankheit immer mehr verändert.

Wenn Saskia mit Frau Mühlmann einkaufen geht, kann sie genau aufzählen, was alles schiefgeht, aber sie freut sich vor allem über das, was gutgeht. Herr Mühlmann sieht nur die Gesamtsituation. Das Verhalten seiner Frau ist für ihn beschämend, und deshalb geht er jeder öffentlichen Konfrontation damit lieber aus dem Weg. Eine öffentliche Konfrontation würde ihn zu stark auf seinen Verlust hinweisen.

In der Art und Weise, wie Partner und Kinder auf den verwirrten Menschen reagieren, sind immer auch Elemente ihrer eigenen

Verlustverarbeitung enthalten. Wenn man selbst noch mit dem eigenen »Schmerz« beschäftigt ist, kann man selten richtig auf das Verhalten des Dementen reagieren. Wenn Frau Mühlmann ihren Mann für ihren Vater hält, kann er diese Rolle leichter akzeptieren, wenn seine Trauer um den »Verlust« seiner Frau nicht mehr ganz so stark ist. Solche Gefühle spielen beim Pflegepersonal, vor allem zu Beginn ihrer Arbeit mit einem Kranken, keine wesentliche Rolle. Da sie sich emotional nicht von der dementen Person zu lösen brauchen, erkennen Pflegende oft rascher als Angehörige den richtigen Ansatz. Vorher abwägen, wie man am besten mit der Situation umgeht, und sich schnell auf eine neue Situation einstellen gelingt Pflegenden in der Regel besser als Familienangehörigen. Es ist darum auch nicht verwunderlich, daß Pflegerinnen und Pfleger häufig sagen, es wäre für sie wesentlich schwieriger, wenn sie ein eigenes Familienmitglied betreuen und pflegen müßten.

Die früheren Erfahrungen mit Nähe und Vertrauen

Der Kontakt zwischen Pflegern und Betreuern und dementen älteren Menschen wird stark von der Biographie und der Persönlichkeit beider beeinflußt. Das Verhalten, mit dem ein Kind deutlich macht, daß es sich unsicher fühlt und Halt bei seinen Eltern sucht, wird hauptsächlich von der Reaktion der Eltern bestimmt. Dieses Sicherheit suchende Verhalten wird schon in den frühen Lebensjahren in das Verhaltensmuster einer Person übernommen. Wie Eltern oder betreuende Personen auf das nähesuchende Verhalten des Kleinkindes reagieren, beeinflußt auch in starkem Maße das Verhalten des Kindes im Erwachsenenalter, vor allem seine emotionalen Beziehungen zu anderen. Die Äußerung des eigenen, nähesuchenden Verhaltens und der Umgang mit dem nähesuchenden Verhalten anderer wird stark dadurch geprägt. Der eigene Lebenslauf und die eigene Bindungsgeschichte sind dabei von wesentlicher Bedeutung. Dies gilt sowohl für den verwirrten älteren Menschen als auch für den Betreuer und Pfleger.

Betrachten wir einmal die verschiedenen Reaktionsweisen kleiner Kinder, wenn sie ihre Eltern nach längerer Trennung wiedersehen. Das eine Kind sucht sofort wieder die (alte und vertraute) Nähe und Sicherheit, das andere »straft« seine Eltern gewissermaßen, indem es sich gleichgültig verhält. Ein drittes weiß nicht mehr, ob es seinen Eltern noch vertrauen kann. Jedes dieser Verhaltensmuster hängt damit zusammen, wie sich die Eltern vor der Trennung verhielten. Konnten sie dem Kind in jeder Lage Sicherheit geben? Oder fühlte sich das Kind schon vor der Trennung unsicher? Oder wurde dem Kind nur dann Sicherheit geboten, wenn es den Eltern paßte, und war das Kind also schon vorher verunsichert?

Mancher hat auf die beruhigende Anwesenheit eines anderen Menschen vertrauen gelernt. Ein anderer hat es gerade verlernt, anderen zu vertrauen, weil er in Zeiten der Unsicherheit nie eine Vertrauensperson besaß, auf die er sich verlassen konnte. Der erste vertraut deshalb ein Leben lang anderen Menschen. Der zweite wird sich hüten, sich auf andere zu verlassen und traut nur sich selber. Der eine läßt sich leicht auf eine emotionale Beziehung mit anderen ein. Der andere braucht wahrscheinlich wesentlich länger dazu.

Wichtig

Sowohl das nähesuchende Verhalten von verwirrten älteren Menschen als auch das nähevermittelnde Verhalten von Betreuern und Pflegern wird von den eigenen Lebenserfahrungen, der eigenen Biographie beeinflußt.

Kein Lebenslauf gleicht dem anderen

Es kommt vor, daß Betreuer und Pfleger auf das nähesuchende Verhalten eines dementen älteren Menschen nicht mit nähevermittelndem Verhalten reagieren. Dies wäre der Fall gewesen, wenn Saskia nicht von Frau Mühlmanns Verwirrung erschüttert gewesen wäre. Es kommt auch vor, daß Demente kein nähesuchendes Verhalten zeigen oder einfach nicht signalisieren können, daß ihnen das nähevermittelnde Verhalten des Betreuenden gut tut.

Ob demente Menschen überhaupt Halt und Sicherheit suchen und die Art und Weise, in der sie dies tun, hängt unter anderem auch von ihren Lebenserfahrungen ab. Es macht schon etwas aus, ob jemand in einer Familie aufgewachsen ist, in der Streicheln und Kuscheln normal waren, oder in einer Familie, in der man Distanz wahrte und Anfassen tabu war. Das gilt auch für das Pflegepersonal. Ob und wie Pflegende das Verhalten dementer Menschen mit nähevermittelndem Verhalten beantworten, hängt auch von dem ab, was sie in ihrem eigenen Leben miterlebt haben. Auch Pflegerinnen und Pfleger sind einmal Kind gewesen, die sich ihre Eltern und deren Verhalten ihren Kindern gegenüber zum Vorbild genommen haben. Haben die Eltern sich viel oder wenig um ihre Kinder gekümmert? Waren sie viel zu Hause? Waren sie immer und unter allen Umständen für sie da?

Natürlich kann nicht jedes Verhalten von Menschen auf die frühe Kindheit zurückgeführt werden. Menschliches Verhalten entwickelt sich durch die Jahre hindurch, also auch in späteren Phasen des Lebens, und nach dem Loslösungsprozeß von den Eltern. Dabei spielen auch Bindungsbeziehungen zu anderen Menschen eine wichtige Rolle. In jeder Lebensphase treten neue Entwicklungen auf. Es wird allerdings angenommen, daß Menschen vor allem in Situationen emotionaler Not – und wie wir gesehen haben, kann Demenz als solche bezeichnet werden – oft in Verhaltensmuster zurückfallen, die hauptsächlich auf Erfahrungen in ihrer ersten Lebensphase basieren.

Den rechten Abstand finden

Wenn Frau Mühlmanns Verwirrung dazu führen würde, daß Saskia auch in ihrer Freizeit kaum noch an etwas anderes denken könnte, dann müßten wir von zu intensivem nähevermittelndem Verhalten sprechen. Saskia müßte dann Abstand gewinnen, um zu verhindern, daß die Sorge um Frau Mühlmann sie zu stark in Anspruch nimmt. Abstand gewinnen ist eine Bewegung, die dem Näherkommen gerade entgegengesetzt ist. Abstand ist gleichbedeutend mit »Entfernung«, »Distanz«, »Entfremdung«, »Lösung« und »Rückzug«. In unserem Fall ist dies nicht nur wörtlich, sondern auch im übertragenen Sinne des Wortes gemeint.

Man kann einem Menschen körperlich ganz nahe sein, aber dennoch einen großen Abstand zu ihm fühlen. Man kann weit von jemandem entfernt sein, und sich ihm dennoch ganz nahe wissen. Abstand nehmen, sich distanzieren ist ein Prozeß, bei dem man sich zurückzieht, sich zurücknimmt. Man kann dies nur, wenn man seine eigenen Gefühle unter Kontrolle hat und erkennt, daß man möglicherweise eine zu starke Bindung eingeht.

Wichtig

Es kann eine große Hilfe sein, wenn man seine Erfahrungen und Gefühle mit anderen bespricht, beispielsweise mit Kollegen.

Wir haben eben festgestellt, daß die Akzeptanz der Störungen eines Dementen den Schritt von der ›Arbeit mit‹ zur ›Sorge für‹ erleichtert. Um zu vermeiden, daß einem die Anteilnahme zu groß und die Sorge zuviel werden, ist es erforderlich, daß man Abstand zum Dementen wahren kann. So muß man Abstand von der Unbeholfenheit und der Verzweiflung des verwirrten älteren Menschen nehmen, damit diese nicht zur eigenen Unbeholfenheit und Verzweiflung werden.

Wichtig

Man darf sich nicht mit dem Schicksal des anderen identifizieren, sondern man muß versuchen, ihm zu helfen, sein Schicksal zu ertragen. Abstand sorgt dafür, daß man auch das Komische bestimmter Situationen einsehen kann, ohne daß man sich gleich schuldig fühlt. Abstand schafft eine Grenze zwischen den eigenen Emotionen und denen des anderen. Ohne Abstand wird es schwer, bestimmte Situationen gut einzuschätzen und sie richtig zu beurteilen. Ohne Abstand besteht die Gefahr, daß Anteilnahme in Überbesorgtheit, Mitleid oder sogar Hilflosigkeit umschlägt.

Familie und Abstand

Auch beim Abstand zum Patienten nehmen Betreuer und Pfleger eine andere Stellung ein als Familienangehörige. Die meisten Pflegerinnen und Pfleger bekommen auf die Dauer eine engere Beziehung zu ihrem Patienten und stehen doch gleichzeitig vor der Aufgabe, genügend Abstand zu wahren. Familienangehörige dagegen sind von Anfang an stark auf den Kranken bezogen und nehmen intensiv an allem teil. Es fällt ihnen oft schwer, genügend Abstand zu wahren, oder besser gesagt: zu gewinnen. Pflegerinnen und Pfleger, denen es gelingt, genügend Distanz zu wahren, erwarten von der Familie oft das Gleiche und unterschätzen die emotionalen Probleme, die mit dem Distanzieren einhergehen. Um dies nachfühlen zu können, wäre es gut, wenn sie sich einmal vorstellen würden, wie sie selbst auf gut gemeinte Ratschläge in einer Situation reagieren würden, in der sie einen persönlichen Verlust erlitten haben.

Des Guten zuviel: Überbesorgtheit

Überbesorgtheit bedeutet wörtlich: mehr Sorge haben als nötig ist. Das nähevermittelnde Verhalten des Betreuers oder Pflegers steht in diesem Fall nicht im Verhältnis zum nähesuchenden Verhalten des Dementen. Es bedeutet nicht nur ›mehr geben, als worum gebeten wurde‹, sondern auch ›geben, ohne daß darum gebeten wurde‹. Eine solche Verhaltensweise beruhigt zum Beispiel das eigene Gewissen, weil man befürchtet, daß ohne dieses Verhalten die Dinge schieflaufen würden. Man kann sich aber auch übermäßig besorgt verhalten, weil man unter Zeitdruck arbeitet. Man wartet nicht, bis sich der Patient selbst angekleidet hat, sondern man zieht ihn selbst an. Auf diese Weise kann das entstehen, was man gemeinhin ›angelernte Hilflosigkeit‹ nennt. Das heißt, daß eine demente Person selbst keine Initiative mehr ergreift um etwas, was sie eigentlich noch selbst kann, auch selbst zu tun. Genau das ist der Grund, warum es Pflegerinnen und Pfleger stört, wenn der Partner oder ein Kind dem Dementen zuviel Arbeit abnimmt, denn dieser gerät dadurch in eine größere Abhängigkeit als nötig wäre. Überbesorgtheit kann aber auch mit dem Selbstverständnis des Betreuenden zusammenhängen, das heißt, mit den Auffassungen und Erwartungen, die er oder sie von sich selbst hat.

Selbstverständnis und fürsorgliches Verhalten

Es kommt vor, daß Menschen besorgt und sorgsam handeln, weil sie nett gefunden werden wollen. Sie glauben, daß sie mit ihrer Besorgtheit ihren guten Charakter zeigen, und versuchen dann, dies ständig unter Beweis zu stellen. Wenn sie sich nicht fürsorglich verhalten, sind sie nicht mit sich selbst zufrieden. Oft haben Menschen als Kind die Erfahrung gemacht, daß fürsorgliches Verhalten mit positiver Bestätigung, etwa durch die Eltern, verbunden war. Überbesorgtheit tritt vor allem dann auf, wenn Pflegerinnen und Pfleger ihre Identität in starkem Maße auf fürsorgliches und nähevermittelndes Verhalten gründen. Um genügend Selbstvertrauen zu behalten, muß der Pfleger bzw. die Pflegerin also übermäßig besorgt bleiben, auch wenn dies nicht oder fast nicht notwendig ist. Sie werden gewissermaßen zum Sklaven der eigenen Fürsorglichkeit und der eigenen hohen Erwartungen. Sie verhalten sich, als ob es für sie kein eigenes Leben gebe, wenn sie nicht für andere sorgen. Und wenn der andere diese Sorge nicht braucht, fühlen sie sich abgewiesen.

Aber auch eine starke Neigung zur Unabhängigkeit (»Niemand braucht sich um mich zu kümmern, ich kann prima für mich selbst sorgen!«) kann ein Element des Selbstbildes von Betreuern und Pflegern sein. Diese starke Betonung der eigenen Unabhängigkeit kann aber zum genauen Gegenteil von Fürsorglichkeit führen, nämlich zu hohen, ja selbst zu überhöhten Ansprüchen an die Selbständigkeit des Patienten. Es kann dazu führen, daß Pflegerinnen und Pfleger in ihrem Kontakt mit Dementen zuviel Wert auf die Fähigkeit zur Selbsthilfe legen und zuwenig auf deren Nöte und Bedürfnisse eingehen. Sie denken dann zu wenig über die Frage nach, welchen Nutzen das Stimulieren der Selbsthilfe hat, wenn sich der Patient der Vorteile nicht mehr bewußt ist. Dann stellt sich die Frage, wem mit der Selbsthilfe wohl am meisten geholfen ist: dem Betreuer oder demjenigen, der betreut wird. Und was passiert, wenn ein Mensch am Ende seines Lebens auf dem Standpunkt steht, er habe genug für andere gesorgt, jetzt seien andere an der Reihe, einmal für ihn zu sorgen? Wenn ein solcher Patient dann auf einen Betreuer trifft, der bei seinem Patienten gerade die Fähigkeit zur Selbsthilfe verstärken will, braucht man sich nicht zu wundern, wenn zwei solch unterschiedliche Selbstbilder miteinander kollidieren.

- Das fürsorgliche Verhalten von Betreuern und Pflegern kann auch noch auf eine dritte Weise gesteuert werden, nämlich von dem Gefühl, daß der Betreuer früher selbst nicht genug Fürsorge erhalten hat. In diesem Fall lebt der Betreuer mit einer großen Frustration, die durch gegenteiliges Handeln befriedigt wird. Man gibt, was andere einem vorenthalten haben.

- Fürsorgliches Verhalten kann auch aus einem Schuldgefühl heraus entstehen: Man hat früher einmal nicht gut für jemanden gesorgt und versucht nun, seine Schuld an einem anderen wieder gut zu machen. In beiden Fällen wird das heutige fürsorgliche Verhalten von der Verarbeitung des eigenen, in der Vergangenheit erlittenen Leides beeinflußt. Das bedeutet übrigens nicht, daß Betreuer und Pfleger ihr Verhalten ändern sollten. Einem Schuldgefühl auf diese Weise Ausdruck zu verleihen, kann sehr wohl eine Funktion haben. Wichtig ist nur, daß man seine eigenen Beweggründe und Triebfedern kennenlernt und daß man erkennt, wie diese sich auf die eigene Arbeit und das eigene fürsorgliche Verhalten auswirken.

Ohnmacht

Mit dementen Menschen zu arbeiten kann Gefühle der Ohnmacht und Hilflosigkeit hervorrufen. Ein Gefühl der Ohnmacht entsteht oft dann, wenn man alles versucht hat, was in seiner Macht steht, man aber dennoch nicht erreicht, was man will. Ohnmachtsgefühle hängen aber auch oft mit zu hohen Erwartungen zusammen.

Nehmen wir einmal an, daß es Saskia nicht gelingt, jeden Tag mit Frau Mühlmann ein kleines Stück spazierenzugehen. Wenn sie jeden Tag auf alle möglichen Arten versucht, Frau Mühlmann nach draußen zu lotsen, wird sie sich bald machtlos fühlen. Dieses Gefühl der Ohnmacht entsteht, wenn man seine ganzen Kenntnisse und Erfahrungen anwendet, aber es doch nicht gelingt, den verwirrten alten Menschen etwas tun zu lassen, was man gerne möchte. Ohnmacht ist zwar ein unangenehmes Gefühl, es braucht aber nicht unbedingt das Selbstvertrauen zu beeinträchtigen. Saskia faßt schließlich den Entschluß, nicht mehr täglich mit Frau Mühlmann spazieren zu gehen. Um diese Entscheidung zu treffen, muß sie sich sicher fühlen. Das Verhalten von Frau Mühlmann verunsichert sie nicht; trotz ihrer Gefühle der Machtlosigkeit und der Ohnmacht kann sie auch weiterhin für Frau Mühlmann sorgen. Ohnmacht und Machtlosigkeit zwingen den Betreuer also dazu, entweder eine Entscheidung zu fällen oder seine Erwartungen zu ändern.

Hilflosigkeit

Hilflosigkeit darf man nicht mit Machtlosigkeit verwechseln. Das Gefühl der Hilflosigkeit entsteht vor allem durch ungenügende Kenntnisse und Erfahrungen. Nehmen wir einmal an, daß die Leiterin des Pflegepersonals Saskia gebeten hat, täglich, wenn auch nur kurz, mit Frau Mühlmann etwas Gymnastik zu machen, um die Arme und Beine beweglich zu halten. Saskia weiß aber nicht, wie sie das tun soll. Sie wird sich also schnell hilflos fühlen. Und wenn sie mit niemandem darüber spricht und niemand ihr sagt, wie sie das Problem am besten angehen kann, wird das Gefühl der Hilflosigkeit nur noch stärker. Ist diese Situation aber von Dauer, dann untergräbt sie Saskias Selbstvertrauen. Für demente Menschen sorgen zu müssen, ohne genügend Selbstvertrauen zu haben oder zu entwickeln, schafft auf die Dauer aber niemand.

Wenn Saskia genügend Tips bekommt und diese bei Frau Mühlmann ausprobieren kann, wird ihr Gefühl der Hilflosigkeit verschwinden. Nicht nur dann, wenn sie mit den Tips Erfolg hat, sondern auch dann, wenn es nicht so geht, wie sie sich das vorgestellt hat. Das Gefühl der Hilflosigkeit wird schließlich einem Gefühl der Ohnmacht weichen. Und zwar, weil man an die Grenze dessen gestoßen ist, was man mit all seinen Erfahrungen und Kenntnissen in einer bestimmten Situation erreichen kann. Das

Mißlingen geht nicht auf das eigene Konto, man braucht es nicht sich selbst zuzuschreiben.

Mitleid

Mitleidsgefühle brauchen an sich kein Problem zu sein; sie werden zum Problem, wenn sie die einzigen Gefühl sind, die ältere, verwirrte, demente Menschen bei einem Betreuer oder Pfleger hervorrufen. Wer nur Mitleid mit einem geistig verwirrten älteren Menschen fühlt, befindet sich im Grunde außerhalb der Welt des Dementieren. Er bleibt sozusagen nur Zuschauer. Das Mitleid kann dermaßen überwältigend sein, daß es lähmend wirkt. Man möchte alles mögliche für jemanden tun, kann dies aber nicht, weil die problematischen Seiten der Situation einen viel zu sehr beschäftigen. Oder man tut, was in den eigenen Möglichkeiten steht, gibt sein Letztes, aber achtet nicht mehr genügend darauf, was in dem anderen wirklich vorgeht. Wer nur aus Mitleid für jemanden sorgt, übersieht leicht, was der andere wirklich will und braucht.

Wenn Saskia nur aus Mitleid für Frau Mühlmann sorgen würde, könnte sie ihre Patientin mit diesem Gefühl quasi ›erdrücken‹, anstatt mit ihr mitzufühlen. Sie hätte dann zu wenig Abstand. Ihre Sorge würde das Ziel verfehlen. Mitleid haben bedeutet, das Leid eines anderen zu teilen. Das heißt: man kann mitfühlen, aber man braucht nicht wörtlich mitzuleiden. Mitleid an sich braucht kein Problem zu sein, solange es zu Verantwortlichkeit führt. Auf diesen Aspekt gehen wir im nächsten Kapitel näher ein.

Geben und nehmen

Wenn Pfleger und Pflegerinnen nur Hilflosigkeit oder Mitleid fühlen, ist es fast ausgeschlossen, daß sie auch die angenehmen Seiten der Arbeit mit verwirrten älteren Menschen entdecken. Wenn man zuviel Mitleid hat, kann man sich nicht über die alten – vielleicht oft ungereimten – Geschichten von früher freuen. Dann kann man auch nicht über komische Situationen oder lustige Äußerungen lachen. Wenn Saskia sich nur hilflos fühlt, berührt es sie nicht, wenn Frau Mühlmann wirklich echte Gefühle zeigt. Man kann sich unmöglich über bestimmte Reaktionen des Dementen freuen, wenn man immer wieder damit konfrontiert wird, daß die eigenen Kenntnisse und Erfahrungen nicht ausreichen, um die Situation gut im Griff zu behalten.

Im ersten Kapitel wurden einige positive Aspekte der Arbeit mit dementen älteren Menschen genannt. Man muß positive Gefühle bei der Betreuung verwirrter älterer Menschen entwickeln, um die negativen Gefühle, die diese Arbeit nun einmal mit sich bringt, ertragen zu können. Um auf Dauer geben zu können, muß man auch etwas empfangen. Deshalb muß man die angenehmen Seiten dieser Arbeit, die einem Freude machen können, entdecken lernen.

Auch Umstände, die nicht am Pfleger selbst liegen, können das gesunde Gleichgewicht zwischen Geben und Nehmen stören, wie etwa das Verhalten von Kollegen oder Familienangehörigen. Wenn Kollegen der Meinung sind, daß Saskia mit der Anhänglichkeit, die Frau und Herr Mühlmann zeigen, vorsichtig umgehen sollte, wie kann sie sich dann über einen spontanen Kuß oder ein überraschendes Geschenk freuen? Und wenn die Kinder der Patientin meinen, daß man als Betreuer und Pfleger nur zum Aufräumen und Putzen da ist, und daß gemütlich Kaffee trinken und reden nicht zu den Pflegeaufgaben gehört, dann kann einem das den Spaß an der Arbeit gehörig verderben.

Wie verhalte ich mich selbst?

Ein Mensch kann nur gut für einen anderen sorgen, wenn er auch gut für sich selbst sorgt. Dies bedeutet unter anderem, daß er seine eigenen Möglichkeiten und Grenzen akzeptiert. Diese Möglichkeiten und Grenzen sind jedoch keine festen Gegebenheiten, man kann an ihnen arbeiten. Es ist deshalb wichtig, daß Betreuer und Pfleger gemeinsam, allein oder mit anderen, ihr eigenes Verhalten observieren, sich ihrer eigenen Beweggründe bei ihrem fürsorglichen Verhalten bewußt werden und darüber nachdenken, wie sie ihre Möglichkeiten optimal nutzen und entwickeln können.

Kapitel 4
Adoption – den anderen annehmen

Fallbeispiel

»Ich habe doch sehr an ihr gehangen«

Hans arbeitet in dem Stadtteil, in dem Frau Engels lebte und begleitete sie, als sie in das Pflegeheim eingewiesen wurde. »Gemeinsam mit ihrer Tochter habe ich sie weggebracht. Als wir schließlich weggingen und auf dem Gang nochmals zurückblickten und winkten, kamen mir die Tränen. Ich weiß nicht, wie lange ich dagesessen und geheult habe. Ihre Tochter war viel nüchterner als ich. Sie hat eher mich getröstet als ich sie, obwohl es doch vor allem für sie ein schwarzer Tag in ihrem Leben gewesen sein muß.« Hans berichtet weiter: »Ich besuchte Frau Engels schon in der Zeit, als mit ihr noch alles in Ordnung war, weil ich ihr immer ihre Insulinspritze wegen des Blutzuckers geben mußte. Ich habe gesehen, wie sich ihr Zustand langsam verschlechterte, bis sie schließlich so verwirrt war, daß sie nicht mehr allein wohnen konnte. Sie ließ zum Beispiel das Gas an oder lief im Nachthemd auf die Straße. Zuletzt besuchte ich sie sogar dreimal täglich. Mit ihrer Tochter haben wir einen Besuchsplan nach dem anderen aufgestellt. Aber die Nächte waren das größte Problem, denn da war sie halt allein und jeden Morgen mußte man aufs Neue hoffen, daß alles gut gegangen war. Am Tag, an dem sie ihre Wohnung endgültig verlassen mußte, hatte ich das Gefühl, als hätte ich versagt.« Aber das ging vorbei. Statt dessen kam ein Gefühl des Mitleids auf. Die Alzheimer-Krankheit hatte aus Frau Engels, die er noch als rüstige alte Dame in Erinnerung hatte, ein abhängiges, hilfloses Wesen gemacht.

Im ersten Halbjahr nach ihrer Heimeinweisung besuchte er sie fast jede Woche. Er erinnert sich noch gut daran. »Es war, als ob es mich zu ihr hinzog. Für meine Kollegen im Pflegeheim bin ich bestimmt ein unangenehmer Besucher gewesen, denn ich habe mich in alles eingemischt. Ich kontrollierte ihre Kleider, sah die

Medikamente nach und nahm sie möglichst oft mit nach draußen zum Spazierengehen, weg von der Abteilung. Ich wollte sie dort weg haben, weg von all den verwirrten alten Menschen.« Eines Tages erkannte Frau Engels Hans nicht mehr. Sie erinnerte sich jedenfalls nicht mehr an seinen Namen, behandelte ihn aber wie jemanden, den sie gut kannte. Einige Zeit danach verschwand auch jedes andere Zeichen des Erkennens und sie reagierte sogar verärgert, wenn er nett zu ihr war. Das traf ihn noch am meisten. »Eigentlich ging es dann schnell abwärts mit ihr. Innerhalb weniger Monate wurde sie bettlägerig und wieder einen Monat später war sie dann gestorben. Es hat mir damals ganz besonders gut getan, daß ihre Tochter mich wie ein Familienmitglied behandelte, wie eine Art Bruder. Ich durfte gemeinsam mit ihr die Trauerfeier gestalten, und wir haben das ganz im Sinne ihrer Mutter getan. Ich glaube, der Tod von Frau Engels hätte mir viel mehr zu schaffen gemacht, wenn ihre Tochter mich reservierter oder wie einen Außenstehenden behandelt hätte. Denn schließlich hatten ihre Mutter und ich doch eine besondere Beziehung zueinander.«

Nähe vermitteln

Obwohl Betreuer und Pfleger auch mit dementen Menschen arbeiten können, ohne daß ein emotionales Band entsteht, ist das eher die Ausnahme als die Regel. Wenn aus der Arbeit Fürsorge wird, entsteht dieses Band oft von selbst. Der Grund dafür liegt unter anderem darin, daß der Betreuer oder Pfleger oft wortwörtlich einen Halt und Orientierungspunkt für den verwirrten älteren Menschen darstellt. Dieser tappt ja in einer ihm fremdgewordenen, undurchsichtigen Welt umher und fühlt sich dort unsicher. Die Suche nach Sicherheit beantworten Betreuer und Pfleger meist ganz selbstverständlich mit fürsorglichem Verhalten, indem sie zum Beispiel ganz in der Nähe des Dementen bleiben und ihm auch in anderen Dingen einen Halt zu geben versuchen. Zu Beginn der Krankheit kann der demente ältere Mensch oft noch durch die sichtbare und hörbare Anwesenheit eines Versorgenden beruhigt werden. So wird ihm vermittelt, daß der Betreuer oder Pfleger auf jeden Fall mit den Sinnesorganen noch wahrnehmbar und erreichbar ist. Die Versorgenden signalisieren damit: »Schauen und hören Sie nur hin, ich bin in Ihrer Nähe.« Wenn sich der verwirrte ältere Mensch allein fühlt, sucht er Gesellschaft, läuft hinter dem Betreuer oder Pfleger her und fordert Aufmerksamkeit, was auf die Dauer zu Irritationen führen kann.

- In einem späteren Stadium der Krankheit können Betreuer und Pfleger den Patienten häufig nur noch beruhigen, indem sie ihn trösten. Sie signalisieren damit: »Fühlen Sie nur, Sie sind nicht allein.«

- In der letzten Phase der Alzheimer-Krankheit hilft manchmal nur noch intensiver Körperkontakt wie Anfassen und für körperliches Wohlbefinden sorgen. Betreuer und Pfleger signalisieren damit: »Keine Angst. Hier ist alles gut und sicher.« Trotz all dieser Beruhigungsmöglichkeiten verhalten sich verwirrte ältere Menschen oft ängstlich oder aufsässig, weil sie sich einsam und alleingelassen fühlen. Oft machen sie das durch ständiges Rufen oder gar Schreien deutlich.

Eine besondere Beziehung

Je unerreichbarer ein verwirrter älterer Mensch wird, desto wichtiger ist es, daß der Betreuer und Pfleger ihm Nähe vermittelt, wenn man den Kontakt mit dem Patienten nicht ganz verlieren will. Dies verlangt vom Betreuer oder Pfleger einen emotionalen Einsatz, der in den meisten Fällen dazu führt, daß er oder sie sich mit dem dementen Menschen verbunden fühlt. Es kommt oft vor, daß der Betreuer oder Pfleger das Gefühl bekommt, er gehöre zur Familie des Patienten, den er versorgt. Wer sich in dieser Weise mit jemandem verbunden fühlt, wird früher oder später die Gefühle verarbeiten müssen, die entstehen, wenn diese Beziehung beendet wird. Obwohl solche Gefühle der Trauer bei manchen Versorgenden dazu führen, daß sie versuchen, bei neuen Patienten von Anfang an mehr Abstand zu wahren, akzeptieren andere diese Gefühle als eine natürliche Folge des emotionalen Bandes, das sie mit dem dementen Menschen entwickelt haben.

Den anderen annehmen

In einer Zeit, in der die Familienangehörigen langsam von einer geliebten Person Abschied nehmen müssen, entsteht für Betreuer und Pfleger in der Regel eine neue Bindung. Dort, wo die eine Seite etwas abbauen muß, baut die andere etwas auf. Obwohl Betreuer und Pfleger nicht wirklich das Gefühl haben, daß sie die demente Person »adoptieren«, gibt dieser Begriff gut den Prozeß wieder, der sich zwischen vielen Versorgenden und ihren Patienten abspielt. Da die Kommunikation auf emotionaler Ebene stattfindet, ist es nur natürlich, daß eine Bindung entsteht. Es ist auch im Lichte des später unvermeidlich entstehenden Trauerprozesses wichtig, daß der Betreuer oder Pfleger dieses Band erkennt und benennt. Es geht um eine Verbundenheit, die tiefer geht als nur die Akzeptanz der Störungen, die auch tiefer geht als Fürsorglichkeit oder Besorgtheit. Der Begriff der »Adoption« umfaßt ein Gefühl von »Gernhaben, Mögen« und geht mit einem starken Verantwortlichkeitsgefühl einher. Es ist, als ob der demente ältere Mensch Teil des eigenen Lebens wird und auch außerhalb der Arbeitszeit eine wichtige Rolle spielt. Es braucht nicht zu bedeuten, daß der Betreuer oder Pfleger unter dieser neuen Beziehung leidet oder daß die Belastung für ihn zu groß wird.

Langsam entwickelt sich eine Beziehung

Pflegepersonal und Betreuer berichten oft, daß zu Anfang meist »gar nichts läuft«. Daß von einer Art »Beziehung« keine Rede sein kann, ja daß man zu Beginn sogar ein Gefühl der Abneigung hatte, das sich erst im Laufe der Zeit in ein Gefühl der Akzeptanz verändert. Man gewöhnt sich langsam aneinander, und dadurch ändern sich sowohl die Einstellung als auch die Erwartungen. Man lernt auch die anderen Seiten des verwirrten Menschen kennen. So entsteht langsam ein Gefühl der Verbundenheit. Dieses Gefühl wird manchmal stärker, wenn Betreuer und Pfleger intensiv mit den Familienangehörigen zusammenarbeiten. Diese Zusammenarbeit erzeugt dann ein angenehmes Gefühl: Man gehört dazu, und man bedeutet etwas für den anderen.

Was aber ist der Preis für diese Bindung? Welche Folgen hat sie für den Betreuer und Pfleger, der ein Band mit dem geistig verwirrten Patienten entwickelt? Bevor wir näher auf diese Fragen eingehen, wollen wir zunächst die Begriffe »Nähe«, »Bindung« und »Adoption« genauer betrachten.

Nähe Nähe vermitteln ist eine Verhaltensweise. Es ist etwas, das man tut, zum Beispiel jemanden rufen oder ansprechen, um ihn merken zu lassen, daß man in seiner Nähe ist, oder schweigend da sein und zuhören, wenn jemand Kummer hat. Jemanden fest an sich drücken, wenn er verängstigt ist. Abwarten und still sein, nicht gleich eingreifen wollen, wenn etwas schief zu gehen droht.

Bindung Bindung ist das Ergebnis eines Prozesses, in dessen Verlauf man sich bindet. Der Begriff bezeichnet eine besondere Verbundenheit oder ein besonderes emotionales Band, das man mit einer anderen Person hat. In unserem Zusammenhang haben die Begriffe »Bindung«, »emotionales Band« und »Verbundenheit« mehr oder weniger die gleiche Bedeutung. Nähe kann man auch vermitteln, ohne daß ein besonderes emotionales Band zu entstehen braucht. Bindung ohne nähevermittelndes Verhalten ist jedoch wesentlich schwieriger vorstellbar.

Adoption »Adoption« oder »adoptieren« bezeichnet einen Prozeß, in dem ein anderer, der kein Blutsverwandter ist und mit dem man kein historisch gewachsenes Band hat, in das eigene Leben integriert wird. Man kann den anderen nicht mehr ausklammern, welche Angewohnheiten und Fehler er auch immer hat. Er ist Teil der eigenen Existenz geworden. »Adoption« bedeutet, daß man eine Beziehung zu dem dementen Menschen eingeht, in der man sich so verhält, als gehöre er zur eigenen Familie. Wenn man den Begriff so definiert, unterscheidet sich die hier gemeinte »Adoption« in psychologischem und emotionalem Sinne kaum von der Situation, in der der Begriff »Adoption« normalerweise verwendet wird.

Betreuer und Pfleger gehen mit dem Band, das sie mit ihrem dementen Patienten bekommen, oft sehr verschieden um. Viele spüren gar nicht, daß es überhaupt ein mehr oder weniger starkes Band zwischen ihnen und dem Patienten gibt. Beim einen

Betreuer muß der Vorgesetzte regelmäßig warnen und ihn vor sich selbst schützen, während der andere von sich aus mehr Abstand hält.

Betreuer und Pfleger entdecken nicht selten erst später, daß es ein emotionales Band zwischen ihnen und dem dementen Patienten gab. Zum Beispiel dann, wenn dieser stirbt oder in ein Pflegeheim eingewiesen werden muß, aber auch, wenn der Pfleger selbst Abschied nimmt oder eine andere Aufgabe übernehmen muß. Man wird sich des emotionalen Bandes mit der dementen Person erst bewußt, wenn die Beziehung zu Ende ist oder das Ende absehbar. Wenn zum Beispiel eine Einweisung ins Pflegeheim zur Sprache kommt, zeichnet sich für die Versorgenden der Abschied am Horizont ab. Und mit diesem Abschied wird ihnen erst deutlich, daß sie sich mehr an die demente Person gewöhnt hatten, als sie glaubten. Oft äußert sich das in der sogenannten »Nachsorge«, wie wir das bei Hans gegenüber Frau Engels gesehen haben.

Sympathie oder was?

Adoption entsteht oft auf eine ganz natürliche Art, sowohl von seiten des Betreuers und Pflegers als auch von seiten des verwirrten älteren Menschen. Jüngere Betreuer, die gerade von der Schule kommen, kämpfen in der Lebensphase, in der sie sich gerade befinden – dem Übergang von der Pubertät zur Adoleszenz – oft noch mit ihrer Identität. Vor allem für diese Gruppe kann es befriedigend sein, wenn sie sich von denen, die sie versorgen und betreuen, akzeptiert fühlen. Für manche bedeutet es sogar eine direkte Spiegelung oder die symbolische Anwesenheit der Eltern bzw. Großeltern.

- Manchmal ist es auch ganz banalen Zufällen zu verdanken, ob sich ein Pfleger und ein dementer Mensch verstehen oder nicht, wie zum Beispiel dem Klang der Stimme oder einer besonderen Art zu sprechen, der Gestalt oder einer bestimmten Gebärde, der Farbe der Haut, der Augen, der Haare.

- Auffallend ist, daß sich Betreuer und Pfleger oft ohne weiteres von dem Patienten akzeptiert fühlen. Sie spüren, daß der demente ältere Mensch keine Nebenabsichten hat und keine

Heimlichkeiten kennt. Ihre eigenen Absichten sind sofort deutlich. Man könnte sagen, daß demente Personen ihre Betreuer und Pfleger meist bedingungslos akzeptieren. Durch ihr starkes Bedürfnis nach Sicherheit wird mancher Betreuer eine Bindungsfigur, die ihnen Halt gibt, obwohl auch hinzugefügt werden muß, daß demente Menschen vor allem zu Anfang des Krankheitsprozesses oft starke Vorlieben und Abneigungen haben. Demente können oft sehr deutlich sein, wenn ihnen das Verhalten des Betreuers nicht gefällt. Häufig sprechen sie das auch direkt aus oder lassen es auf andere Art merken: »Man weiß genau, wo man mit ihnen dran ist.«

Wie eng darf die Beziehung sein?

Früher hätte man Betreuer und Pfleger zur Rechenschaft gezogen oder sie getadelt, wenn sich gezeigt hätte, daß sie sich emotional zu stark auf ihren Patienten eingelassen haben. Man war damals der Meinung, daß unter allen Umständen verhindert werden müsse, daß sich zwischen dem Betreuer oder Pfleger und dem Patienten ein Band entwickelt. Obwohl wir heute anders darüber denken, neigen einige Betreuer und Pfleger noch immer dazu, diesem Gefühl der Verbundenheit zu mißtrauen: Vorsicht! Ist das überhaupt erlaubt? Ist das, was ich da mache, auch o.k.?

Wenn wir davon ausgehen, daß es selbstverständlich ist, daß zwischen Versorgenden und dementen Patienten oft eine Verbundenheit entsteht, liegt die Frage auf der Hand, wie weit der Betreuer oder Pfleger dabei gehen kann. Wo liegt die Grenze? Es ist schwierig, als Außenstehender eine Grenze zu ziehen. Denn diese Grenze liegt bei jedem Betreuer und Pfleger wieder anders. Aus Erfahrung wissen wir, daß die Grenze der Bindung erreicht ist, wenn der Pflegende selbst signalisiert, daß das emotionale Band zu einer Last geworden ist, oder wenn deutlich wird, daß der Pfleger oder Betreuer die Situation nicht mehr objektiv beurteilen kann und er somit seinem eigenen Wohlbefinden und dem der dementen Person schadet. Wenn der Versorgende die Rückschritte des Dementen nicht mehr objektiv feststellen kann und zuviel Wert auf dessen Selbständigkeit legt, ist das Wohlbefinden des Patienten in Gefahr. Aber auch das Wohlbefinden des Versorgenden ist in Gefahr, wenn seine Freunde und Freundinnen den Kontakt mit ihm meiden, weil er über nichts anderes mehr reden kann als über seine Arbeit oder über seine Erlebnisse mit seinem verwirrten Patienten.

Die Situation im Griff behalten

Der Betreuer oder Pfleger kann auf zwei Arten eine Grenze ziehen: Er kann eine gewisse Routine entwickeln, weil er schon länger mit dementen Menschen arbeitet und auf frühere Kenntnisse und Erfahrungen zurückgreifen kann, oder er kann mit anderen darüber sprechen. Auf diese Weise kann das Verhältnis zwischen Nähe einerseits und Abstand andererseits gut gewahrt bleiben. Beide Möglichkeiten stellen ein gewisses Gegengewicht zur Gefahr der übermäßigen Anteilnahme dar.

Routine entwickeln

Wir sprechen von Routine, wenn bei der Ausführung der Arbeit ein gewisses Maß an Übung festgestellt werden kann. Wenn Betreuer und Pfleger selbst finden, daß sie bei ihrer Arbeit routiniert vorgehen, bewerten sie das positiv. Sie geben damit an, daß ihnen die Arbeit leicht fällt und daß sie nicht mehr, wie zu Beginn ihrer Tätigkeit, unsicher sind und oft Fehler machen. Sie wissen jetzt, wie sie die Arbeit am besten angehen können. Routine hat den wichtigen psychologischen Vorteil, daß ein Betreuer oder Pfleger durch eine bestimmte Situation nicht emotional überwältigt wird. Andererseits bedeutet Routine aber auch, daß ein gewisser Automatismus beim Handeln auftritt. Übung und Routine können zu einem gewissen Alltagstrott bei der Arbeit führen, was aber nicht nur negativ bewertet zu werden braucht. So wie Betreuer und Pfleger ihrem Gefühl der Verbundenheit mit dem dementen Patienten in erster Instanz mißtrauen, tun sie es auch, wenn eine gewisse Routine bei der Arbeit mit dem Patienten entsteht: »Wenn es nur kein Schlendrian wird.« Dennoch können beide Aspekte einen positiven Einfluß auf die Arbeit haben. Bindung sorgt für die notwendige Verbundenheit und Anteilnahme, Routine bildet ein gewisses Gegengewicht dazu und sorgt für genügend Abstand. Ohne Routine ist die Arbeit mit dementen älteren Menschen, gerade wegen der hohen emotionalen Anforderungen an Betreuer und Pfleger, auf die Dauer nicht durchzuhalten.

Mit anderen darüber sprechen

Mit Kollegen, den eigenen Familienangehörigen oder guten Freunden über die Arbeit sprechen ist eine andere Möglichkeit, um zu vermeiden, daß man sich als Betreuer oder Pfleger in negativer Weise an einen dementen Menschen bindet. Ein Betreuer oder Pfleger, der nur im privaten Kreis über seine Arbeit spricht, kann allerdings nicht immer mit Verständnis rechnen. Wer von der Arbeit mit dementen älteren Menschen nichts versteht oder sogar Angst davor hat, kann sich die Situationen, in die man dabei kommt, kaum vorstellen.

- Darüber reden ist wahrscheinlich leichter gesagt als getan. Man muß auch darüber reden können. Außerdem müssen sich Betreuer und Pfleger aufgrund ihrer isolierteren Arbeitssituation beim dementen Patienten zu Hause mehr als ihre Kollegen in Alters- und Pflegeheimen darum bemühen, mit Fachkollegen über ihre Arbeit sprechen zu können. Wenn man in einem Team arbeitet, kann man leichter von der Arbeit Abstand nehmen, weil Kollegen die Fürsorge übernehmen. Darüber hinaus sind auch die persönlichen Umstände der Betreuer und Pfleger verschieden. Der eine findet zu Hause eine leere Wohnung vor und hat keinen Gesprächspartner, der andere hat Ehemann oder Ehefrau und Kinder, die Aufmerksamkeit verlangen.

- Sowohl Routine als auch das Sprechen über die Arbeit kann für den Abstand sorgen, der erforderlich ist, um die emotionalen Forderungen des Dementen an den Betreuer eingrenzen und relativieren zu können. Über die Arbeit sprechen, seine Erfahrungen und Erlebnisse mit anderen teilen, führt meist dazu, daß man sich der Vorgänge bewußt wird, die sich zwischen dem Pfleger und Betreuer und dem dementen Patienten abspielen. So erkennen Betreuer und Pfleger, warum der eine besser mit einem Patienten zurechtkommt als der andere und wie sie sich selbst einschätzen. Somit kann auch deutlich werden, warum man Bindung auf die Dauer als »Last« erfährt, wie man damit umgehen kann und wie andere damit umgehen. Betreuer und Pfleger könnten diese Themen zum Beispiel bei den regelmäßigen Arbeitsbesprechungen zur Diskussion stellen und sich bei ihren Bemühungen unterstützen lassen, ihre Grenzen zu erforschen und festzulegen.

Für Menschen sorgen, und zwar unabhängig von ihrem Alter, ist vielen Pflegenden ein inneres Bedürfnis. Vor allem, wenn es sich um eine Vollbeschäftigung handelt, wenn man es schon längere Zeit macht und wenn man viel Erfahrung damit hat. Es berührt den Pflegenden, ob er will oder nicht. Deshalb ist es immer der Mühe wert, Arbeitszeit dafür einzuräumen, um mit anderen über das zu sprechen, was einen beschäftigt. Es mutet uns heute merkwürdig an, daß man früher der Meinung war, das sei nicht erlaubt. Daß ein emotionales Band zwischen den Pflegenden und den Gepflegten entstand, wurde zwar geduldet, aber eigentlich gehörte sich das nicht. In unserer heutigen Zeit gewinnen Erkenntnis und Überzeugung immer mehr Raum, daß gerade dieses emotionale Band die Qualität der Fürsorge und Pflege ausmacht und daß es für beide Seiten fruchtbar ist.

Der Adoptionsprozeß und die Familie

Der Adoptionsprozeß bei Betreuern und Pflegern verläuft, wie wir schon erwähnt haben, oft parallel zum Prozeß des langsamen Abschieds bei der Familie. Dies wirkt sich auch auf die Gestaltung der praktischen Fürsorge beider Parteien für den dementen Menschen aus. Damit sind wir bei der Frage angekommen, wer bestimmt, was für den verwirrten älteren Menschen gut ist: die Familie oder der Pfleger? Beide fühlen sich oft in gleicher Weise für den Patienten verantwortlich. Betreuer und Pfleger sind sich selten der Tatsache bewußt, daß sie oft die Rolle eines Sohnes, einer Tochter, ja selbst des Partners übernehmen. Das kann zu Spannungen mit der Familie führen und nicht selten zu einem Bruch mit der Familie. Für den dementen Menschen ist es dann oft besser, daß sich die Familienangehörigen wirklich aus seinem Leben zurückziehen.

Wichtig

Alzheimerpatienten und andere verwirrte ältere Menschen sind im Laufe ihres Krankheitsprozesses immer weniger dazu imstande, ihre eigenen Interessen zu vertreten. In der Regel übernehmen die Familienangehörigen diese Aufgabe und vertreten die Interessen des Dementen, wie Eltern im Interesse ihres Kindes handeln, wenn es das noch nicht selbst kann. Es ist fast eine Selbstverständlichkeit, daß sich die nächsten Familienangehörigen mehr oder weniger für den Patienten verantwortlich fühlen, obwohl es nicht jedem leicht fällt. Im Laufe der Zeit übernehmen aber auch die Betreuer und Pfleger die Wahrung der Interessen des Kranken, da dieser immer schlechter für sich selbst sorgen kann. Die Situation wird immer komplexer, die Aufsicht und die Anteilnahme des Betreuers oder Pflegers, seine ständige professionelle Sorge und Fürsorge wird in immer stärkerem Maße gefragt. Auch er fühlt sich immer mehr für das Wohl und Weh des dementen Menschen verantwortlich.

Gemeinsam Verantwortung tragen

Wie beide Parteien mit dieser gemeinsamen Verantwortung umgehen, hängt unter anderem mit dem Bild zusammen, das man sich von der jeweils anderen Seite gemacht hat. Dabei spielen die ausgesprochenen und vor allem unausgesprochenen Erwartungen eine Rolle, die Menschen von einander haben. Es geht dabei auch um die Frage, was der eigenen Meinung nach zu der Verantwortlichkeit des anderen gehört und was nicht.

Oft bleiben Erwartungen und Vorstellungen unausgesprochen. Manchmal ist man sich gar nicht der Tatsache bewußt, daß überhaupt eine bestimmte Erwartungshaltung existiert, bis schließlich eine Situation entsteht, in der man mit diesen eigenen Vorstellungen und Erwartungen konfrontiert wird. Aber auch dann, wenn Menschen sich sehr wohl dieser Vorstellungen und Erwartungen bewußt sind, können sie sie nicht immer leicht in Worte fassen. Das ist unproblematisch, solange das Verhalten der beiden Parteien mit den unbewußten und unausgesprochenen gegenseitigen Vorstellungen und Erwartungen übereinstimmt.

Wenn die Fürsorge des Betreuers oder Pflegers für den dementen Patienten den Erwartungen der Familie entspricht, ist die Familie beruhigt. Und wenn die Fürsorge der Familie für den dementen Partner, den Vater oder die Mutter mit den Vorstellungen des Betreuers oder Pflegers übereinstimmt, wird auch er beruhigt sein. Es entstehen keine Spannungen, und es wird keine Kritik geäußert. Im Gegenteil, man wird das Gefühl haben, daß man die Sorge miteinander teilt und daß man gemeinsam verantwortlich ist. In unserem Beispiel von Hans und der Tochter von Frau Engels war das zweifellos der Fall.

Diese schöne Übereinstimmung gibt es aus vielerei Gründen jedoch nicht immer. Dann hilft nur, gemeinsam darüber zu sprechen, denn falsche gegenseitige Erwartungen und Vorstellungen führen in den meisten Fällen zu Irritationen und Enttäuschungen.

Die Arbeitsteilung ansprechen

Wenn es keine Übereinstimmung gibt und man oft eine andere Vorstellung von dem hat, was der andere tut oder zu tun hätte, liegt das häufig daran, daß die Fürsorge nicht »offiziell« von der Familie auf den Betreuer oder Pfleger übertragen wurde. Wenn vorher nicht gemeinsam überlegt und nicht genau vereinbart wurde, was der eine tut und was zur Aufgabe des anderen gehört, ist die Gefahr leider groß, daß manche Dinge überhaupt nicht erledigt werden oder doppelt oder nicht so, wie man es wünscht. Man kann dies vermeiden, indem man darüber spricht und darüber im Gespräch bleibt. Häufig findet die Übertragung der Fürsorge mit Hilfe eines sogenannten »Logbuches« statt. Ein solches Logbuch ist nicht nur ein praktisches Hilfsmittel, es kann auch ein Gefühl der Zusammengehörigkeit schaffen.

Wenn keine deutlichen Absprachen gemacht werden, kann dies dazu führen, daß der Pfleger oder Betreuer von den Familienangehörigen mehr Fürsorge erwartet, als diese geben können. Es kommt dann schnell zu Mißverständnissen. Und zwar nicht nur bei der Pflege zu Hause, sondern auch in Alters- und Pflegeheimen, zum Beispiel in bezug auf die Häufigkeit der Besuche, die Besuchszeiten und die Sorge für Wäsche und Kleidung. Umgekehrt hat auch die Familie oft andere Erwartungen vom Pflegepersonal, was häufig zu Mißständen führt, zum Beispiel bei der Vermeidung von Inkontinenz, beim Stimulieren der Fähigkeit zur Selbsthilfe, bei der Behandlung des Dementen und bei der Art, wie der Betreuer und Pfleger auf die Probleme der Familie eingeht. Daß es häufig nicht zu Gesprächen über die Abstimmung der Sorge für den dementen Patienten kommt, ist übrigens nicht immer auf den Unwillen einer oder beider Parteien zurückzuführen. Man spricht den anderen oft nicht darauf an, weil man ihn nicht noch mehr belasten möchte. Es kommt oft genug vor, daß Pflegepersonal das Gespräch mit Familienangehörigen über Pflegeaufgaben vermeidet, weil »sie es schon schwer genug haben«. Häufig genug verhält sich die Familie dem Pflegepersonal gegenüber zurückhaltend, »weil sie sowieso schon soviel zu tun haben« oder »weil da schon soviel in so kurzer Zeit erledigt werden muß«.

Unterschiedliche emotionale Bindung

Mißverständnisse in bezug auf die Sorge für den dementen älteren Menschen und die Wahrnehmung seiner Interessen hängen nicht nur mit ungenauen Absprachen zusammen, sondern können auch auf die unterschiedliche emotionale Bindung zurückgehen, die Familienangehörige und Pflegende mit dem dementen Menschen haben. Wir haben oben schon darauf hingewiesen. Die nächsten Familienangehörigen müssen sich lösen und Abschied nehmen, während der Betreuer oder Pfleger sich mehr engagiert und bindet. Denn gerade durch die Intensität und Intimität der täglichen Versorgung kann zwischen dem Pfleger und dem dementen älteren Menschen ein starkes emotionales Band entstehen. Für den Partner, den Sohn oder die Tochter löst sich ein emotionales Band, das über lange Jahre hinweg existierte. Wenn beide Parteien dies nicht rechtzeitig erkennen, wirkt es sich nachteilig auf die praktische Fürsorge und Hilfe sowie auf die Form der Zusammenarbeit aus.

Eifersucht und ein Gefühl des Versagens

Man fragt sich, wie es Hans wohl ergangen wäre, wenn die Tochter von Frau Engels das besondere Band, das ihn mit ihrer Mutter verband, nicht erkannt und akzeptiert und wenn sie ihre eigenen Gefühle nicht unter Kontrolle gehabt hätte. In solchen Situationen regt sich in Kindern von dementen Menschen nicht selten ein Gefühl der Eifersucht. Die Anwesenheit eines Pflegers oder Betreuers kann den Familienangehörigen das Gefühl geben, daß sie versagt haben oder daß ihnen ein Stückchen praktische Hilfe und Fürsorge, die für sie auch emotional von Bedeutung ist, weggenommen wird. »Ich sehe es als meine Pflicht, als Kind für meine Eltern zu sorgen« oder: »Wir haben einander versprochen, für einander zu sorgen, egal, was geschieht.« Es wäre nicht das erste Mal, daß der gute Kontakt zwischen einem dementen Patienten und seinem Betreuer bei Familienangehörigen starke Gefühle der Eifersucht hervorrufen, die dazu führen, daß sie dem Betreuer oder Pfleger mißtrauen. Diese Gefühle kommen oft in heftigerer Form wieder, wenn der Kranke in ein Alters- oder Pflegeheim aufgenommen wird. Es handelt sich dabei um eine deutlich sichtbare Verlagerung der Fürsorge und Verantwortlichkeit. Eine Aufnahme oder Einweisung stellt eine sehr konkrete Veränderung bzw. Verringerung der Fürsorge dar und konfrontiert die Versorgenden sichtbar mit dem nicht mehr zu leugnenden Rückgang der körperlichen und geistigen Fähigkeiten des Kranken. Neben einem Gefühl der Erleichterung kann eine Aufnahme allerdings auch Gefühle des Versagens, der Eifersucht und des Mißtrauens hervorrufen. Wenn diese Gefühle andauern, kann dies bedeuten, daß die Familienangehörigen die Sorge für den Patienten nur schwer anderen überlassen können.

● Aber auch das Umgekehrte ist der Fall: Familienangehörige, die sich ständig in die Arbeit des Betreuers oder Pflegers einmischen, ihn kritisch beobachten und kontrollieren, können dem Pflegepersonal das Gefühl geben zu versagen oder jedenfalls nicht die Chance zu bekommen, um das in ihren Augen notwendige Vertrauensband mit dem dementen Menschen aufzubauen. »Die lassen kein gutes Haar an mir.« »In ihren Augen mache ich alles falsch.« Oder: »Etwas zu kritisieren gibt es immer. So kann sich der Patient nie an mich gewöhnen.«

Den anderen erzählen lassen

Betreuer und Pfleger können auf die Gefühle der Familie eingehen, indem sie den Familienangehörigen die Möglichkeit bieten, über ihren Vater, ihre Mutter, ihren Partner zu sprechen. Es hilft auch, wenn man Interesse für das Leben und die Probleme des betreffenden Familienmitgliedes zeigt. Wer ein Familienmitglied ins Alters- oder Pflegeheim bringen und dort zurücklassen muß, ohne daß er dem Pflegepersonal etwas über diesen Menschen erzählen konnte, kommt wahrscheinlich frustriert und besorgt nach Hause. Die Situation ändert sich grundlegend, wenn man die Gelegenheit erhält, ausführlich über den Patienten zu sprechen. Wenn man den Betreuern und Pflegern das Schalten und Walten eines Menschen, seine Vorlieben und Gewohnheiten, seine guten und weniger guten Seiten ausführlich schildern konnte, kehrt man wahrscheinlich beruhigter nach Hause zurück. Man hat nicht nur seine Fürsorgeverpflichtung auf andere übertragen, sondern man hat den Patienten sozusagen der Fürsorge eines anderen anvertraut.

Wenn man das Pflegepersonal über den Vater, die Mutter oder den Partner informiert, ist dies in vielen Fällen eine Art symbolischer Übergabe des dementen Menschen an andere. Wenn der Betreuer oder Pfleger die Privatsphäre des anderen respektiert und in zurückhaltender und bescheidener Weise die Initiative ergreift, um mit der Familie über das Leben des dementen Patienten zu sprechen, wird er wahrscheinlich viel Vertrauen gewinnen. Die Familie kann dann die Eigenheiten des Dementen in gewissem Sinne mit dem Betreuer und Pfleger teilen. Es hilft den Angehörigen dabei zu akzeptieren, daß die frühere Vertrautheit und das alte Band langsam verloren gehen. Andererseits hilft es dem Pflegenden bei seinem Bestreben, den Dementen und seinen Lebenslauf kennenzulernen und mit ihm vertraut zu werden. So kann er eine persönliche Beziehung zu dem verwirrten älteren Menschen entwickeln.

Die Beziehung zwischen Betreuer und Familie

Wem »gehört« der Demente? Wer vertritt seine Interessen? Wer bestimmt, was getan wird? Wer entscheidet, was gut oder schlecht für ihn ist? Auf diese Fragen gibt es keine einfache Antwort. Es ist aber offensichtlich, daß es sich auf den gegenseitigen Umgang miteinander auswirkt, ob der Schwerpunkt bei der Familie liegt oder beim Pflegepersonal. Im ersten Fall sprechen wir von zusätzlicher Fürsorge, im zweiten Fall von einer Übernahme der Fürsorge. Um eine gute Zusammenarbeit bei der Sorge für den dementen Patienten zu bekommen ist es wichtig, daß eine enge und gleichwertige Beziehung zwischen der Familie und dem Pflegenden entsteht, wobei der Pflegende letztendlich zu einer Art Familienmitglied der dementen Person werden kann und die Familie ihm die Freiheit einräumt, die Position einzunehmen, die ihm zukommt. Es ist der demente ältere Mensch, der von einer solchen Situation schließlich am meisten profitiert, denn dieser fühlt instinktiv genau, ob er in einer Atmosphäre der Harmonie oder der Disharmonie lebt.

Abschiednehmen

Zur Adoption gehört auch das Abschiednehmen. Wer sich an einen dementen Menschen bindet und das Gefühl bekommt, zu dessen Familie zu gehören, wird früher oder später die Gefühle verarbeiten müssen, die entstehen, wenn diese Beziehung durch den Tod beendet wird. Betreuer und Pfleger, die sich dessen bewußt sind, versuchen, diese Beziehung auch bewußt zu beenden. »Wenn jemand gestorben ist, wenn ich nicht dabei war, nehme ich noch einmal persönlich von ihm oder ihr Abschied. Ich gehe auch zur Beerdigung oder Einäscherung. Erst dann ist es für mich endgültig vorbei.« Auch Betreuer und Pfleger können – genauso intensiv wie die Angehörigen – Trauer und Kummer fühlen. Auch in bezug auf die Verlustverarbeitung und die Trauerarbeit ist eine gute und offene Beziehung zwischen der Familie und dem Pflegenden für beide Parteien wünschenswert, denn geteilter Schmerz ist halber Schmerz. Vor allem bei einem starken Band ist es wichtig, daß die Beziehung bewußt abgebaut und ein guter Abschluß gefunden wird. Wenn Pfleger und Betreuer dem nicht genügend Beachtung schenken, werden sie sich in der Regel weniger schnell auf eine intensive Beziehung mit einem anderen dementen Patienten einlassen. Denn ein neues Band bringt mit sich, daß aufs Neue Abschied genommen werden muß. Deshalb ist es wichtig, daß Betreuer und Pfleger diese Gefühle der Trauer und des Kummers gut verarbeiten.

Kapitel 5
Macht – Wer setzt sich durch?

Fallbeispiel

»Man hat so seine Tricks.«

»Als ich dann endlich nach vielem Hin und Her in der Wohnung war (sie lag nämlich meistens noch im Bett und verbarrikadierte immer die Haustür), wollte sie sich nicht anziehen!« berichtet Anna. Ihre Stimme klingt immer noch ein bißchen aufgebracht. »Sie hatte auch keine Ahnung, was sie anziehen wollte. Also standen wir endlos vor ihrem Kleiderschrank und kamen zu nichts anderem. Schließlich nahm ich die Sache in die Hand und wählte einfach etwas aus. Sie mußte sich ja anziehen, vor allem saubere Unterwäsche. Denn wenn sie unangenehm riecht oder schmutzig ist, schaut ihr Sohn mich schief an. Aber was ich auch tat, sie wurde immer böse auf mich und widersetzte sich. Wie ich es schließlich geschafft habe, daß sie angezogen war? Dreimal darfst du raten. Man sagt mir schließlich nicht umsonst nach, daß ich ein besonderes Talent fürs Überreden habe. Und wenn das keinen Effekt hat, dann hilft nur sanfter Zwang.«

Jetzt kann Anna darüber lachen, aber es ist wahrlich kein Vergnügen, mitten in einer solchen Situation zu stecken. Es kommt nicht oft vor, daß sie mehrere ihrer Kollegen gleichzeitig trifft. Einmal trafen sie sich alle bei einem Kurs. Ihre Kollegen, die auch bei Alzheimerpatienten und anderen geistig verwirrten älteren Menschen arbeiteten, erkannten die Situation sofort wieder. Mit den besten Absichten verlangt man von einem dementen Menschen oft Dinge, die dieser absolut nicht will. Und meistens muß man sich durchsetzen. Man will ja nur sein oder ihr Bestes, so heißt es dann. Aufstehen, essen, ein Stückchen spazierengehen, ein Spiel machen, fernsehen; aber auch zur Toilette gehen, ein wenig Gymnastik machen, anziehen oder ausziehen. Fast jeder hat so seine eigene Art, sich durchzusetzen. Und wenn es nicht gelingt, was regelmäßig vorkommt, ist man als Pfleger oder Betreuer frustriert. Vor allem, wenn man davon überzeugt ist, daß man nur das Beste für den Kranken will.

Anna erzählt auch, daß es ihr schwer fällt zu erraten, was der geistig verwirrte ältere Mensch meint. »Wir haben vor kurzem gemeinsam mit der Familie Adler beschlossen, Frau Adler zu Hause zu versorgen.« Die Familie Adler ist schon seit Jahren bei der Familienfürsorge bekannt. Es hat nie Probleme gegeben, auch nicht, als Herr Adler noch lebte. »Wenn ich ihr zum Beispiel morgens beim Frühstück half, wußte ich nie, was sie wollte. Ich meine damit nicht, ob es ihr schmeckte, sondern ob sie überhaupt essen wollte. Manchmal preßte sie die Lippen fest aufeinander. Und ein Öffnen zu erzwingen, ging mir wirklich zu weit. Ich wartete einfach ein Weilchen, und tatsächlich sperrte sie dann manchmal plötzlich den Mund weit auf.« Frau Adlers Kinder waren der Meinung, ihre Mutter wolle nicht mehr. Sie glaubten, ihre Mutter habe seit dem Tod ihres Mannes den Lebensmut verloren habe. Von den Betreuern und Pflegern, die abwechselnd in die Wohnung kamen, waren allerdings nicht alle davon überzeugt. Auch Anna nicht. »Frau Adler nahm sichtlich ab. Ich fand, daß es meine Pflicht war, dafür zu sorgen, daß sie genügend zu Essen bekam. Ich hatte während meiner Ausbildung gehört, daß zu wenig Flüssigkeit zu Müdigkeit und Mattheit führen kann. Das hat zur Folge, daß man nicht mehr genau angeben kann, was man selbst will. Ich war davon überzeugt, daß Frau Adler überhaupt nicht lebensmüde war. Ich gebe zu, daß dies immer ein schwieriger Punkt ist, vor allem für die Familie. Wenn demente Menschen nicht mehr gut ansprechbar sind, wie kommt man dann dahinter, was sie wirklich denken, wollen oder meinen?«

Erst im nächsten Frühjahr, ein Jahr nach dem Tod von Frau Adler, hatte Anna langsam ihr Schuldgefühl überwunden. Sie warf sich vor allem vor, daß sie sich stärker für Frau Adler hätte einsetzen müssen. Wenn der Arzt etwas für ihren körperlichen Zustand getan hätte, hätte sie sich vielleicht wohler gefühlt und Lust gehabt, wieder normal zu essen. Vielleicht wäre sie dann jetzt noch am Leben.

Formen von Macht

Macht über jemanden ausüben heißt, ohne Rücksprache mit der Person bestimmen, wie diese sich zu verhalten hat und was mit ihr geschehen muß. Die verschiedenen Formen von Macht lassen sich nicht scharf von einander trennen, daher sind sie auch nicht so einfach zu erkennen. Die tagtägliche Sorge für einen dementen Menschen bringt viele solcher Momente der Macht mit sich, wie stellvertretendes Entscheiden, Besorgtheit und Bevormundung. Im folgenden werden wir auf diese drei Formen der Macht näher eingehen.

Stellvertretend Entscheidungen treffen

Für fast alle Pfleger und Betreuer hat das Wort ›Macht‹ eine negative Bedeutung. Sie geraten daher regelmäßig in Gewissenskonflikte, wenn sie für ihren dementen Patienten Entscheidungen fällen müssen, ohne seine Zustimmung zu haben. Diese Gewissenskonflikte sind nicht immer berechtigt, da es durchaus richtig sein kann, Entscheidungen für einen anderen zu treffen, wenn es sich um eine stellvertretende Entscheidung handelt. Betreuer und Pfleger entscheiden ja nach bestem Wissen und Gewissen, was der Demente gewollt hätte, wenn er die Situation überblickt hätte oder wenn sie seine Äußerungen als Einverständniserklärung auffassen können. Mit anderen Worten: Betreuer und Pfleger sollten sich so gut wie möglich in den dementen Menschen hineinversetzen und dann aus dessen Blickwinkel handeln.

Eine Verhaltensweise, mehrere Bedeutungen

Frau Adler kneift den Mund zu, wenn Anna sie füttern will. Was bedeutet das? Will sie nur jetzt nicht essen oder will sie überhaupt nicht mehr essen? Und wenn sie eine Stunde oder vielleicht einen Tag später doch noch oder doch wieder essen will, heißt das, daß sie launisch ist oder daß ihr das eine Gericht besser schmeckt als das andere? Haben ihre Kinder recht, und bedeutet der zusammengekniffene Mund, daß sie den Lebensmut verloren hat? Oder ist es eine mißbilligende Gebärde, die gar nichts mit Essen zu tun hat, sondern nur besagen will: »Ich sage gar nichts, aber denken tu' ich, was ich will.« Oder: »Denkt bloß nicht, daß ihr mich so bemuttern könnt.« Oder: »So lasse ich mich nicht behandeln.« Aus diesem Verhalten spricht dann eher Abwehr und Auflehnung als Lebensüberdruß.

Die gleiche Verhaltensweise kann also sehr Verschiedenes bedeuten. Der Mensch ist nun einmal ein komplexes Wesen. Man braucht nicht dement zu sein, um in einem Atemzug die verschiedensten Gedanken zu haben, wie: Es wäre besser, wenn ich tot wäre. Ich fühle mich nicht wohl, ich werde doch hoffentlich nicht krank? Ich habe Lust auf etwas ganz anderes, was will die/der bloß von mir? Betreuer und Pfleger erhalten von all dem oft nur so kurze und wirre Signale, daß sie sich nicht immer ein zusammenhängendes Bild machen können. Anna glaubt, daß Frau Adler noch ausgesprochen vital ist. Sie hat dafür aber keine überzeugenden Informationen und stichhaltigen Beweise.

Eine Art Manipulation

Vitalität wird häufig mit Lebenslust und Fröhlichkeit verbunden. Die Grundbedeutung des Wortes umfaßt jedoch sowohl den Drang zum Leben als auch die Kraft dazu. Betreuer und Pfleger fühlen das Vorhandensein dieser beiden Elemente oft ganz deutlich, auch wenn sie manchmal daran zweifeln. Das ist vor allem in den Momenten der Fall, in denen von vitalen Kräften keine Rede sein kann. Es stellt sich dann die Frage, wie wir dies bei Anna im Fall von Frau Adler gesehen haben, ob das Fehlen dieser vitalen Kräfte nur auf zu wenig Flüssigkeit zurückzuführen ist oder ob man es mit einer bewußten Entscheidung des Patienten zu tun hat. Vielleicht hat Frau Adler die Situation gar nicht mehr im Griff und kann sie sich nicht mehr bewußt entscheiden, auch wenn man ihr etwas zu trinken anbietet. Also muß man auf alle möglichen Arten versuchen, sie trinken zu lassen. Man gibt ihr zum Beispiel ein Glas mit wenig Inhalt (wegen dem Kleckern) und richtet seine ganze Aufmerksamkeit auf das eigene Glas. Während man über allerlei andere Dinge redet, ist die Chance groß, daß Frau Adler wirklich ein bißchen Flüssigkeit zu sich nimmt. Und dann füllt man das Glas schnell nach. Oder man nimmt morgens, wenn der demente Patient noch im Halbschlaf im Bett liegt, die Gelegenheit war und füttert ihn mit etwas flüssigem Brei. Wenn das nicht gelingt, sollte man es später noch einmal versuchen. Man nennt das Manipulation. Aber Betreuer und Pfleger manipulieren in diesen Fällen nicht den Dementen, sondern nur dessen Handicaps.

Es gibt Tausende von Beispielen für dieses stellvertretende Entscheiden, wobei manchmal leicht manipuliert werden muß. Ein dementer Mann will nicht aufstehen. Der Betreuer weiß aus Erfahrung, daß sein Patient immer ganz glücklich ist, wenn er einmal gewaschen und angezogen am Tisch sitzt. Um das zu erreichen, muß man Ausdauer haben. Man versetzt sich gewissermaßen in diesen Menschen, der jetzt in seiner eigenen Unsicherheit und Verwirrung gefangen ist, der aber gerne aufgestanden wäre, wenn seine Krankheit ihn nicht daran hindern würde. Man kann ihn zum Beispiel fragen, ob er sich vielleicht erst rasieren will. Dieses sich täglich wiederholende Ritual kann helfen, in den Tagesrhythmus zu kommen. Oder man deckt den Tisch und sorgt dafür, daß er vom Bett aus alles gut beobachten kann. So bekommt er vielleicht von selbst Lust aufzustehen. Und wenn dies auch noch nichts hilft, nimmt man seine Hausschuhe und schlägt vorsichtig die Decke zurück.

Wichtig

Der eine Mensch reagiert auf eine spielerische Vorgehensweise, bei einem anderen erreicht man mehr mit einem sachlichen Ansatz. Es geht hier nicht darum, allerlei Techniken und Taktiken zu besprechen. Sobald man sie als Tricks anwendet, funktionieren sie doch nicht mehr. Es geht darum, den Betreuern und Pflegern bewußt zu machen, daß manchmal Einfallsreichtum und Einfühlungsgabe nötig sind, um dem dementen Menschen über einen toten Punkt hinwegzuhelfen.

Aus Sorge handeln

Stellvertretendes Handeln ist etwas anderes als handeln aufgrund eines Gefühls. Wenn man jemanden gern hat, gehört dazu auch, daß man sich um den anderen sorgt, also Besorgtheit. Im vorigen Kapitel haben wir gesehen, daß Betreuer und Pfleger ihren dementen Patienten auf die Dauer als eine Art Familienmitglied sehen können. Und zur Besorgtheit bietet fortschreitende Demenz schließlich allen Anlaß. Es drohen ja die verschiedensten konkreten Gefahren. Außerdem will man verhindern, daß der Mensch, um den man sich sorgt, sich unglücklich, unsicher und verloren fühlt. In Annas Erzählung finden sich sowohl Elemente stellvertretender Entscheidungen als auch Elemente gerechtfertigter Besorgtheit.

In der Vertrautheit und Vertraulichkeit der täglichen Fürsorge ist der fürsorgliche gute Rat fast selbstverständlich: »Ihr Kaffee wird kalt. Und dann schmeckt er Ihnen nicht mehr.« Gute Ratschläge wie dieser schaffen ein Gefühl der Gemeinsamkeit. Wenn jedoch das Gedächtnis und das Sprachgefühl des Mitmenschen nachlassen, wird der Betreuer oder Pfleger ganz von selbst diese kleinen Besorgtheiten und gutgemeinten Ratschläge durch tatkräftiges Handeln unterstützen. »Hier«, und damit wird dem anderen die Tasse in die Hand gedrückt, »trinken Sie nur, bevor Ihr Kaffee kalt wird.« Wobei auch durchaus der Nebengedanke eine Rolle spielt, daß der Schützling jetzt glücklicherweise wieder etwas von der lebensnotwendigen Flüssigkeit zu sich genommen hat. Oder nehmen wir ein anderes Beispiel: »Haben Sie Lust, ein Stückchen spazierenzugehen? Ich habe Ihren Mantel schon mitgebracht.« Dabei ist es ganz wichtig, daß man den Mantel schon bei sich hat, denn ein dementer älterer Mensch hat sowohl die Frage wie auch seine eigene Antwort gleich wieder vergessen. Das Ausbleiben von Widerspruch oder Widerstand ist dann als Zustimmung zu werten. Im Privatleben ruft fürsorglicher Rat nicht selten eine Gegenreaktion hervor: »Ich weiß schon selbst, wann ich meinen Kaffee trinke.« Oder: »Ich habe jetzt überhaupt keine Lust spazierenzugehen.« Bei einem Dementen läßt sich nicht immer so einfach feststellen, ob man gut daran tut, ihn zu etwas zu überreden. Wenn der Spaziergang Spaß macht, hat man offensichtlich seine Kenntnisse und Mittel und eventuell auch seine Macht zu einem guten Zweck angewandt. Aber meist liegen die Dinge nicht so deutlich. Häufig zweifeln Betreuer und Pfleger an der Richtigkeit ihres Handelns.

Fallbeispiel

»Was ihr jetzt wohl lieber wäre?«

Wilma, die in einem Altersheim arbeitet, berichtet: »Wir haben bei uns eine Art Gruppentherapie. Eigentlich gehört auch Frau Faßnacht dazu. Aber sie will nie. Sie will lieber in ihrem Zimmer bleiben. Die Beschäftigungstherapeutin bestätigt mir stets, wie froh sie ist, daß ich Frau Faßnacht immer wieder, wenn auch ›mit sanfter Gewalt‹, in den Aufenthaltsraum bringe. Eigentlich tue ich das gar nicht gern. Sie kommt nämlich schon seit Jahren nicht mehr unter Menschen. Bereits früher hatte sie so gut wie nie Gesellschaft außer ihrem Mann, aber der ist schon vor fünf Jahren gestorben. Sie stammt zwar aus einer großen Familie, hat selbst aber nur zwei Kinder. Die Tochter, die sie am häufigsten besucht, hat mir erzählt, daß ihre Mutter eigentlich immer sehr zurückgezogen gelebt und wenig Anschluß gehabt hat. Sie besuchte zwar alle Familienfeiern, war aber meistens froh, wenn alles wieder vorbei war. Deshalb denke ich mir, daß Frau Faßnacht wirklich lieber allein sein will, obwohl ich natürlich auch einsehe, daß gemeinsame Beschäftigungen sehr wertvoll sein können.«

Wilma versucht wirklich alles: Sie schaltet die Familie ein und erkundigt sich nach dem früheren Leben von Frau Faßnacht. Sie möchte wissen, was diese Frau in ihrem Leben alles mitgemacht hat, um Hinweise zu bekommen, was Frau Faßnacht jetzt beschäftigt. Es bleiben aber viele Fragen offen. Sie fühlt sich schuldig, wenn sie Frau Faßnacht nicht zur Beschäftigungstherapie bringt und wenn sie sie dann später scheinbar entspannt und ruhig in der Gruppe sitzen sieht, nachdem die Therapeutin sie geholt hat. Wilma glaubt, daß sie eigentlich nie richtig bei der Sache ist, daß man ihr nie anmerken kann, ob es ihr wirklich Spaß macht. Es könnte Wilma zufolge durchaus sein, daß sie nur gute Miene zu bösem Spiel macht und vor all diesen fremden Menschen nicht zeigen will, daß sie lieber allein wäre. Die Beschäftigungstherapeutin ist anderer Meinung: »Sie amüsiert sich hier prima«, findet sie, »sie bastelt zwar nichts, aber die Abwechslung tut ihr sichtlich gut.«

Es kann sein, daß Wilma beim nächsten Mal denkt, Frau Faßnacht spürt etwas von ihrem Zweifel und ihrer Unsicherheit und verhält sich deshalb ablehnend. Daher versucht sie es auf die gleiche Art wie die Beschäftigungstherapeutin: Sie legt den Arm um die Schulter von Frau Faßnacht und sagt aufmunternd: »Kommen Sie mit? Wir trinken jetzt schön eine Tasse Kaffee zusammen. Es gibt heute sogar Apfelkuchen.« Vielleicht hilft das. Man kann ja schließlich von anderen lernen. Aber vielleicht hilft es überhaupt nichts, weil Wilma sich dann eben nicht wie Wilma verhält. Sie könnte dann besser zur Therapeutin sagen: »Es ist wohl besser, Sie holen Frau Faßnacht in Zukunft selbst. Mit mir fühlt sie sich einfach in ihrem Zimmer wohler, mit Ihnen dagegen ist sie lieber unter Menschen.« Wir wissen dann zwar immer noch nicht, was Frau Faßnacht selbst am liebsten will, aber wir wissen, daß ein paar Menschen in ihrer Umgebung sich Gedanken über sie machen und sich um sie sorgen. Beide äußern das auf ihre eigene Weise.

Bevormunden

Besorgtheit ist in einer festen Beziehung selbstverständlich, sie kann aber auch zur Bevormundung werden, die jede eigene Initiative des anderen im Keim erstickt. Bevormundung geht immer von der Unmündigkeit des anderen aus. Ein gefährlicher Ausgangspunkt, denn er macht blind und taub für die Äußerungen dieses anderen. Unbemerkt und sicher auch ungewollt sprechen Betreuer und Pfleger manchmal in belehrendem und zurechtweisendem Ton, zum Beispiel, wenn der verwirrte ältere Mensch nicht sofort begreift, was man von ihm will oder wenn er sich anscheinend nicht korrekt verhält. Jeder von uns kann sich vorstellen, wie gedemütigt man sich dann fühlt. Dem dementen Menschen geht es nicht anders. Dieses Gefühl der Demütigung wird möglicherweise noch durch ein Gefühl der Ohnmacht verstärkt oder durch altes Leid, das wieder neu erlebt wird, weil die Erinnerung an all die anderen, früheren Demütigungen wieder lebendig wird.

Von der Mündigkeit zur Bevormundung

Wilma geht davon aus, daß Frau Faßnacht einen eigenen Willen hat, auch wenn sie ihn jetzt nicht oder nicht mehr in Worte fassen kann. Deshalb bezieht sich Wilma in ihren Entscheidungen auf die Vergangenheit von Frau Faßnacht, oder sie geht von nonverbalen Signalen aus, die sie selbst und andere wahrnehmen. Wilma behandelt Frau Faßnacht also als einen mündigen Menschen. Die Geschichte von Rainer zeigt uns jedoch, daß der Schritt zur Bevormundung nur klein ist.

»Frau Heimann weigert sich regelmäßig, ihre Medikamente einzunehmen. Ich weiß nicht, weshalb. Ich versuche dann immer, ihr deutlich zu machen, weshalb sie die Medikamente einnehmen muß, aber sie begreift das wahrscheinlich nicht. Ich stampfe deshalb ihre Pillen fein und gebe sie ihr mit einem Löffel Apfelbrei. Ich sage aber immer dazu: »Das ist ihre Medizin.« Meistens habe ich den Löffel schon in ihren Mund geschoben, bevor sie sich sträuben kann. Manchmal spuckt sie alles wieder aus. Man kann dann nicht gleich wieder mit dem gleichen Trick ankommen. Schließlich weiß man ja nicht, wieviel sie schon eingenommen hat. Es ist wirklich ein Problem. Ich habe schon mit dem Gedanken gespielt, ihr die Medikamente heimlich zu geben, in der Marmelade auf dem Butterbrot oder in der Nachspeise. Aber wenn man einmal mit so etwas anfängt, wird es gefährlich, und man nimmt ihr wirklich jede Freiheit.«

Rainer und seine Kollegen sind sich also der Gefahr der Bevormundung voll bewußt. Die Art und Weise, in der er zur Zeit die Medikamente verabreicht, gefällt ihm selbst gar nicht. Bei einem Gespräch über stellvertretendes Handeln und Besorgtheit äußert er sich folgendermaßen: »Man könnte es natürlich auch Manipulation nennen. Ich bin mir nicht sicher, ob sie nicht auch unter anderen Umständen die Einnahme der Medikamente verweigert hätte. Wir wissen einfach zu wenig von ihr. Sie hat keine nächsten Verwandten. Aber ich könnte mir durchaus vorstellen, daß sie früher Esperanto sprach, vegetarisch lebte und nur homöopathische Arzneimittel nahm. Ich kann das zwar respektieren, aber es ist etwas zuviel verlangt, daß ich sie deswegen sterben lasse. Und kommen Sie mir nicht mit dem Argument, daß ich ihre Gefühle respektieren muß, wenn ich das mit meinen eigenen nicht tun darf. Übrigens weiß ich überhaupt nicht, ob das stimmt, mit diesen Vermutungen über ihre frühere Lebensweise. Ich glaube lediglich, daß es eventuell so sein könnte.« »Du siehst deine Handlungsweise also nicht als Bevormundung an?« »Nein, aber wenn ich ihre Medizin in den Brei tue und nichts zu ihr sage, dann schon.«

Vorschriften und Regeln

Es gelingt nicht jedem, die Grenze so scharf zu ziehen. Viele Betreuer und Pfleger unterwerfen ihre dementen Patienten strengen Regeln und Vorschriften: während des Essens nicht zur Toilette gehen; einmal in der Woche wird geduscht oder gebadet; nicht selbst aufstehen, sonst fallen Sie etc. Der Deutlichkeit halber wollen wir hier darauf hinweisen, daß die letzte ›Vorschrift‹ auch aus anderen Beweggründen entstanden sein kann. Vielleicht fragt sich der Betreuer schon lange, wie man den Bewegungsdrang des dementen älteren Menschen kanalisieren kann, ohne ihn zu gefährden; wie man ihn in Bewegung bringen kann, wenn er teilnahmslos geworden ist oder wie man seinen eng gewordenen Horizont etwas erweitern könnte. Er denkt darüber nach, es beschäftigt ihn und das zeigt sich auch in seiner Haltung gegenüber dem dementen Menschen. Er formuliert dann keine Ge- und Verbote, keine Regeln und Vorschriften, sondern spricht mit ihm über ein gemeinsames Problem.

Entscheidungen treffen ist unvermeidlich

Die Position, in die ein Alzheimerpatient durch seinen Krankheitsprozeß gerät, macht ihn in fast jeder Hinsicht von anderen abhängig, ob es sich nun um Hygiene, Bewegung, Tagesablauf, Kommunikation oder andere Aspekte des Lebens handelt. Diese Abhängigkeit ist eine Tatsache, die der Versorgende hinnehmen muß. Das bedeutet auch, daß Betreuer und Pfleger häufig dazu gezwungen sind, für den Dementen zu entscheiden. Manchmal kommt eine solche Entscheidung nach einem Gedankenaustausch im Team zustande, manchmal auch nach einem Gedankenaustausch mit dem dementen Menschen selbst, nämlich dann, wenn der Betreuer oder Pfleger den dementen Menschen als ein Wesen mit einem eigenen Willen und mit eigenen Gefühlen respektiert.

- Im Laufe eines Arbeitstages muß der Betreuer oder Pfleger viele Entscheidungen treffen. Jeder Augenblick kann eine neue Frage aufwerfen: Saubere Kleider oder nicht? Isolieren oder in die Gruppe einbeziehen? Den Stuhl so hinstellen, daß der Demente selbst aufstehen kann oder gerade nicht? Dem Lebensgefährten zuhören, der endlich einmal ein offenes Ohr braucht, oder mit dem Patienten spazierengehen? Kaffee trinken und sich alte Geschichten anhören oder staubsaugen? Usw. usw.

Einstellung und Mentalität

Wie oben erwähnt, zwingt die Abhängigkeit des geistig verwirrten Menschen den oder die Versorgenden, Entscheidungen an seiner Statt zu treffen. Dabei müssen die Grenzen der Möglichkeiten des dementen Patienten bestimmend dafür sein, welche Entscheidungen der Betreuer oder Pfleger trifft. Es ist schwer zu sagen, ob eine bestimmte Entscheidung richtig oder falsch ist. Es ist nur natürlich, daß Betreuer und Pfleger vorher oder nachher an der Richtigkeit ihrer Entscheidung zweifeln. Hilfreich ist es, über Alternativen zu verfügen. Aber manchmal ist die Entscheidung des Augenblicks die einzige, die man in diesem Moment treffen kann, ob man sie nun allein trifft oder im Team. Auch ist es wichtig, mit welcher Einstellung der Betreuer diese Entscheidung fällt und wie er sie ausführt. Wenn etwas in einer Atmosphäre geschieht, in der Verständnis, Respekt und Akzeptanz für die Beschränkungen des anderen herrschen und in der der nötige Selbstrespekt vorhanden ist, ist es gut. Auch wenn man sich ein anderes Mal völlig anders entscheidet. Was nicht in einer solchen Atmosphäre getan oder unterlassen wird, grenzt an Kaltherzigkeit.

Autoritäres Verhalten

Oft wissen Betreuer und Pfleger zwar, was sie sagen, aber in der Art und Weise, wie sie es sagen, zeigt sich das Machtverhältnis oft viel deutlicher, als ihnen selbst bewußt ist. Sie sprechen dann häufig in einem autoritären Ton.

»Schauen Sie mal, was Sie da gemacht haben! Ein Loch in der Tischdecke! Wollen Sie das ganze Haus anzünden? Eines kann ich Ihnen sagen: wenn Sie mit diesen Zigarren in Zukunft nicht besser aufpassen, bekommen Sie keine mehr.« So äußert man sich im ersten Schrecken schnell, auch wenn man im allgemeinen freundlich und mit viel Humor und Einfühlsamkeit mit dem dementen älteren Menschen umgeht. Der Betreuer oder Pfleger würde erschrecken, wenn man ihm sagen würde, er sei autoritär. Aber der Ton, mit dem er seinen Pflegling zurechtweist, ist es. Woher kommt dieser Ton? Vielleicht ist es ein versteckter Charakterzug, der sich offenbart, wenn er erschrickt? Vielleicht hat er ihn von seinen eigenen Erziehern in der Jugend übernommen? Oder werden die eigenen Gewissensbisse so auf den Patienten abreagiert, weil man findet, daß man besser auf ihn hätte aufpassen müssen? Hier ist nicht der Grund wichtig, mit dem etwas gesagt wird, viel wichtiger ist es, sich einen Ton anzugewöhnen, der den dementen Menschen nicht herabsetzt oder sogar demütigt. Das ist vor allem in unübersichtlichen oder gefährlichen Situationen wichtig. Vielleicht helfen dabei die folgenden Hinweise.

Sich selbst beobachten

Achten Sie eine Woche lang ruhig, ohne Kommentar abzugeben, auf die Äußerungen anderer. Achten Sie dabei vor allem auf den Ton, mit dem etwas gesagt wird. Beobachten und analysieren Sie dann die Reaktion des Angesprochenen und ziehen Sie daraus Ihre Schlußfolgerungen, vor allem was den Ton der Äußerungen betrifft. Die Person selbst ist dabei nicht wichtig. Wenden Sie danach dieses Verfahren auf Ihre eigenen Äußerungen an und ziehen Sie auch hier nur Schlußfolgerungen über den Ton, in dem Sie sprechen.

Wenn Sie einen verwirrten älteren Menschen auf unerwünschtes Verhalten aufmerksam machen möchten, nennen Sie ihn dann beim Nachnamen: Frau Schneider, Herr Braun. Auch wenn Sie ab und zu den Vornamen gebrauchen, sollten Sie in diesen Fällen immer den Nachnamen verwenden. Nennen Sie jemanden immer beim Vornamen, verwenden Sie ihn dann auch in diesem Fall und gebrauchen Sie vor allem kein Ersatzwort wie »Mensch«, »Mann«, »Liebes« oder »Schätzchen«. Die richtige Anrede macht nämlich deutlich, daß es hier um das Verhalten geht und daß damit nicht die Beziehung zur Diskussion steht.

Nehmen wir einmal an, daß Ihnen schon ein Kraftausdruck entwischt ist, weil Sie erschrocken sind. Im Grunde ist dies eine Äußerung der Machtlosigkeit. Dabei wird oft überirdische Hilfe herbeigerufen: um Gottes willen, allmächtiger/großer Gott, ach du lieber Himmel, Herrgottnochmal. Wenn man den normalerweise darauf folgenden Satz nicht ausspricht, sondern schweigt, ist das oft eine gute Möglichkeit, die Gefühle der Machtlosigkeit in den Griff zu bekommen. Nicht selten lösen sie sich dann auch in aller Stille in Nichts auf. Wenn man feststellt, daß man sehr oft unangenehm überrascht ist und schnell Menschen anherrscht, sollte man allerdings ernsthaft darüber nachdenken, ob einen nicht ganz andere Dinge stören.

Gleichgültigkeit

Wenn Betreuer und sozusagen Pfleger als Stellvertreter oder Verbündete ihre eigenen Fähigkeiten für den dementen Menschen einsetzen und nutzen, bedeutet dies keineswegs, daß sie damit die Machtlosigkeit des Patienten vergrößern. Doch auf die Dauer kann eine Verhaltensweise entstehen, bei der Macht vor allem bedeutet, den dementen Menschen zu beherrschen. In diesem Zusammenhang muß auch Gleichgültigkeit als Machtmittel interpretiert werden. Von Gleichgültigkeit können wir dann sprechen, wenn der Demente das Gefühl hat, daß es überhaupt nichts mehr ausmacht, was er denkt, fühlt oder sagt: man nimmt ihn doch nicht ernst. Das Gegenteil von Gleichgültigkeit ist Anteilnahme. Was die Arbeit mit Alzheimer- und anderen dementen Patienten aber besonders schwierig macht, ist die Tatsache, daß viele Beweise der Anteilnahme so schnell wieder vergessen werden. Man bekommt sozusagen keinen Gutschein dafür, man muß immer wieder neu investieren. Das kann man von keinem Menschen verlangen. Dann ist es hilfreich, wenn man von sich selbst weiß, wann und weshalb man an seine Grenzen stößt. Damit kann man verhindern, daß man seine Arbeit mit einer Art chronischer Gleichgültigkeit tut.

Abstumpfung

Gleichgültigkeit ist meist eine Folge von Abstumpfung. Abgestumpft wird man, wenn man immer wieder aufs Neue mit dem gleichen Schmerz konfrontiert wird, wenn die Hoffnung, die man hatte, immer wieder in eine Enttäuschung mündet, wenn immer wieder Einsatz gezeigt und gute Ideen geäußert werden und es doch zu nichts führt. Gleichgültigkeit entsteht auch dann, wenn man nicht weit genug voraus blickt, wenn man sich nicht bewußt macht, was in einem Menschen vorgeht, wenn man zu wenig Phantasie hat, wenn man keine Unterschiede mehr wahrnimmt, wenn man den Patienten nicht mehr als einzigartiges Individuum sieht und man alle gleich behandelt. Gleichgültigkeit herrscht, wenn man sich nicht mehr vorstellen kann, was es für einen geistig verwirrten Menschen bedeutet, durch eine saubere oder eine schmutzige Brille zu schauen, mit den eigenen Zähnen zu essen oder mit einer Zahnprothese, selbst zur Toilette gehen zu können oder inkontinent zu sein.

Selbstverständlichkeiten in Frage stellen

Anita denkt viel über diese Dinge nach. Sie hat auch einige Kurse besucht und viel über Selbstversorgung gelernt. Vieles nahm sie nicht allzu ernst. Sehr wichtig war für sie aber das, was man ihr über »das große und das kleine Geschäft« beibrachte. Kindische Worte, so könnte man denken, für Defäkieren und Urinieren, aber doch ist dem nicht so. Es belastet, wenn man dringend zur Toilette muß, aber man ist erleichtert, wenn man es hinter sich hat. Ohne den Druck vorher würde man hinterher auch kein positives Gefühl der Erleichterung spüren. Betreuer und Pfleger fragen ihre Patienten deshalb auch regelmäßig: »Und, hat es geklappt?« Sie gehen davon aus, daß das Gefühl der Erleichterung für die Patienten wahrnehmbar ist. Anita kann sich überhaupt nicht vorstellen, daß sie nach einem Besuch der Toilette nicht mehr weiß, daß sie sich erleichtert fühlt. Daß man einfach vergessen kann, ob man ein »großes oder ein kleines Geschäft« hinter sich hat. Es kostet sie auch einige Überwindung, solche Fragen mit ihren Kollegen zu besprechen. Sie erzählt folgendes:

»Ich gehe regelmäßig zu Frau Stutz ins Zimmer und bringe sie zur Toilette. Sie sagt dann, daß es nicht nötig ist und sträubt sich zunächst einmal. Schließlich gibt sie dann doch nach. Wenn sie dann auf der Toilette sitzt, kommt nach einiger Zeit auch etwas. Oft denke ich mir: Wenn ich ihr eine Windel umbinde, brauche ich sie nicht immer zu überreden und sie bräuchte sich nicht immer zu widersetzen. Aber ich müßte sie ja in regelmäßigen Abständen frisch machen. Sie wäre dann noch viel abhängiger von mir, und sie selbst täte überhaupt nichts mehr. Sie müßte dann nicht einmal mehr ihre Hose hochziehen oder ihre Kleider in Ordnung bringen. Das macht sie jetzt noch, und manchmal sogar ganz resolut: »So«, sagt sie dann, »das wäre erledigt.« Aber meine Kollegen finden das offensichtlich nicht so wichtig. Wenn ich nach ein paar freien Tagen wieder zur Abteilung zurückkomme, finde ich regelmäßig Inkontinenzmaterial vor. Weshalb strenge ich mich eigentlich so an?«

Anita stört sich an Selbstverständlichkeiten. Wo sie arbeitet, ist Inkontinenz eher die Regel als die Ausnahme. Die größte Sorge für die meisten Pfleger und Betreuer ist, daß die Kleider und das Bettzeug trocken bleiben und daß es nicht stinkt.

Viele alte Menschen tragen eine Zahnprothese. Viele können sich nie daran gewöhnen und finden es vor allem im hohen Alter, durch die Veränderung des Kiefers und des Mundes, lästig. Kein Wunder, daß in Altersheimen und Seniorenwohnungen regelmäßig Mahlzeiten unangerührt wieder vom Tisch abgetragen werden. Es kommt auch vor, daß mancher während des Essens sein Gebiß neben den Teller legt. Darauf wird meist scharf reagiert, obwohl es weit besser wäre, diesen Patienten eine angepaßte Mahlzeit und eine Schale anzubieten, in die sie ihre Zähne legen können.

● Es ist wichtig, daß Betreuer und Pfleger sich der Tatsache bewußt sind, daß es viele Gründe gibt, die zur Gleichgültigkeit führen. Es ist aber noch viel wichtiger zu verhindern, daß Gleichgültigkeit überhaupt entsteht. Deshalb sollte man nach Möglichkeit mit Kollegen und anderen Beteiligten über alles sprechen. Das hilft jedem, die normalen tagtäglichen Geschehnisse aus dem Wust der Selbstverständlichkeit und Alltäglichkeit herauszulösen und kleine Veränderungen anzubringen.

Die Macht der Gewohnheit

Wir dürfen auch die Macht der Gewohnheit nicht vergessen. Sie ist vor allem in Alters- und Pflegeheimen stark vorhanden. Dort gibt es nun einmal feste Vorschriften und Gepflogenheiten, die dazu dienen, alles übersichtlicher und leichter zu machen. Das gilt sowohl für die Bewohner als auch für das Personal, das einander ablösen muß, aber ebenso für die Direktion. Feste Gewohnheiten sorgen in größeren Arbeitsgemeinschaften, aber auch in kleineren Beziehungen, für Struktur und Halt. Es ist deshalb nicht vernünftig, kurzfristig alles umzuwerfen und zu verändern, was wiederum nicht bedeutet, daß man feste Verhaltensmuster nicht von Zeit zu Zeit kritisch unter die Lupe nehmen sollte.

Feste Gewohnheiten bieten Halt und Sicherheit. Jeder von uns braucht das. Es spricht also viel dafür, bei einem dementen Menschen, der noch ein gewisses Zeitgefühl hat, einen festen Rhythmus im Tagesablauf beizubehalten, wobei ›Zeitgefühl‹ hier bedeutet, daß ein geistig verwirrter älterer Mensch noch über eine gewisse Lernfähigkeit verfügt und in der Lage ist, neue Informationen noch eine Zeitlang zu speichern. Ein festes Ritual beim Aufstehen, Waschen, Anziehen kann da Halt geben. Ein fester Rhythmus bei der Mahlzeit sorgt dafür, daß sich der Patient entspannen kann, weil er weiß, was auf ihn zukommt. Solche festen Gewohnheiten sind von großer Wichtigkeit und müssen daher geschützt und abgeschirmt werden. Betreuer und Pfleger dürfen diesen Tagesrhythmus nicht einfach deshalb verändern, weil es ihnen so besser paßt. Aber auch hier gilt, daß feste Verhaltensmuster von Zeit zu Zeit kritisch betrachtet werden müssen. Eingefahrenes Verhalten basiert häufig nicht auf den dafür vorgebrachten Argumenten, sondern auf Gewohnheit: weil man es immer schon so gemacht hat und noch nie darüber nachgedacht hat, daß es auch anders ginge.

Ohnmacht und Machtkampf

In diesem Kapitel haben wir mehr über Betreuer und Pfleger als über den dementen Menschen gesprochen. Das ist nicht so verwunderlich. Es geht hier nicht so sehr um Macht im allgemeinen, sondern um die Macht, die Betreuer und Pfleger besitzen, weil der geistig verwirrte ältere Mensch von ihnen abhängig ist. In der Natur gilt das Recht des Stärkeren. Meist ist dies auch unter Menschen so. Daher verursachen Gefühle der Machtlosigkeit häufig Panik. Aber auch der Betreuer und Pfleger muß seine Machtlosigkeit akzeptieren. Wenn er nicht lernt, mit seinen Beschränkungen zu leben, kann er seine Macht auch nicht in der richtigen Weise gebrauchen.

In Kapitel 2 haben wir gesehen, daß sich demente Menschen sehr lange ihrer Krankheit bewußt sind und gut spüren, daß sie die Situation nicht mehr im Griff haben. Sie leiden darunter, daß sich viel ihrem Einfluß und ihrer Wahrnehmung entzieht und fühlen sich oft fremd im eigenen Haus. Fremde Menschen mit fremden Gesichtern kommen auf sie zu, die tun, als ob sie Bekannte oder Familienangehörige seien, und die gut über sie Bescheid wissen. Solche Situationen lassen sich nicht ändern, auch wenn der Betreuer oder Pfleger sich noch so sehr bemüht, sorgfältig und mit Anteilnahme zu handeln. »Eigentlich ist es ein gutes Zeichen«, sagte eine Pflegerin, »wenn demente Menschen noch für sich selbst eintreten, obwohl sie einem damit das Leben, oder besser gesagt die Arbeit, schwer machen.«

Widerstand ist zwecklos

Manche geistig verwirrten älteren Menschen reagieren in fremden Situationen genau wie manche Pfleger und Betreuer: Sie gehen direkt in die Offensive, sie versuchen sofort, den anderen einzuschüchtern, und sie vermeiden es unter allen Umständen, sich Blößen zu geben oder schwache Seiten zu zeigen. Wir nennen hier zwei Beispiele:

Frau Bode, die im Altersheim lebt, hat schmerzhafte Füße. Niemand kann ihr helfen. Damit hat sie leben gelernt. Manchmal ist es aber so schlimm, daß sie an nichts anderes mehr denken kann, vor allem abends. Sie legt sich dann nicht etwa hin, was das Vernünftigste wäre, sondern marschiert los. Jeder, der ihr in den Weg kommt, wird zur Seite geschoben. Sie hämmert an alle Türen. Vielleicht ist das ihre Art, den Schmerz zu ertragen oder zu vergessen. Vielleicht ist es eine Art Anklage, weil ihr niemand hilft. Auf jeden Fall ist es ein Zeichen der Auflehnung. Sie duldet keinerlei Widerspruch.

Herrn Sommer ist es immer schwindlig, wenn er morgens wach wird. Daran ist sein Herz schuld. Es wäre vernünftiger, wenn er sich erst ruhig aufsetzen und dann kurz auf dem Bettrand warten würde, bevor er aufsteht. Aus Gewohnheit steht er sofort auf und setzt sich gleich in Bewegung. Er war Tagelöhner bei der Waldarbeit. Das war ein hartes Brot; es gab viel Konkurrenz, aber auch viel Kameradschaftlichkeit. Abends erzählt er oft spannende Geschichten darüber und spielt auf seiner Mundharmonika. Das machte er früher auch, wenn die Arbeit getan war und man noch ein bißchen zusammen saß und plauderte. Aber morgens herrschte Konkurrenz. Und das sitzt Herrn Sommer immer noch im Blut. Dann gönnt er sich nicht einmal die Zeit zum Waschen und Frühstücken, nur eine große, vage Existenzangst erfüllt ihn. Es ist also nicht nur sein Kreislauf, der die schnelle Haltungsänderung nicht verarbeiten kann, auch seine Biographie spielt eine Rolle: Herr Sommer war im Grunde ein sanftmütiger Junge, der lernen mußte, sich im Leben zu behaupten.

Mit solchen Situationen haben es Betreuer und Pfleger schwer. Frau Bode belästigt andere auf unzumutbare Weise, und Herr Sommer läuft nicht nur Gefahr, daß sein Herz nicht mehr mitmacht, sondern auch, daß er hinfällt und sich etwas bricht. Beide dulden keinen Widerspruch. Wie geht man als Betreuer oder Pfleger damit um? Wie soll man handeln, vor allem, wenn man ihre körperliche und geistige Verfassung kennt?

Am besten versucht man nicht, sie zu einem sinnvolleren Handeln zu bewegen, sondern man überlegt, wer von den Pflegern einen beruhigenden Einfluß auf den verwirrten älteren Menschen hat. In fast allen Fällen gibt es jemanden, der der Lieblingstochter oder dem Lieblingssohn ähnlich sieht oder der aus anderen Gründen Einfluß hat.

- Vielleicht sollte man sich auch die Frage stellen, ob es denn so wichtig ist, was man als Betreuer oder Pfleger selbst will. Wäre es nicht besser, den Dementen sich selbst zu überlassen und sich zurückzuziehen, bis sich das Gewitter verzogen hat? Dann könnte man die Episode mit einem gut gemeinten »So, jetzt trinken wir erst mal eine Tasse Kaffee zusammen« abschließen.

Aus den eigenen Erfahrungen lernen

Oft entdecken Pfleger und Betreuer in der Praxis, wie man einen dementen Menschen behandeln muß, um einen bestimmten Zweck zu erreichen. Anna spricht von Überreden, ein anderer nennt es vielleicht Tips und Tricks. Natürlich ist das erlaubt, aber Überreden, Tips und Tricks dürfen nicht zum Hauptbestandteil des Umgangs zwischen Pflegepersonal und Demenzpatienten werden. Es ist gut möglich, jemanden dazu zu bringen, etwas Bestimmtes zu tun, indem man das Gegenteil von ihm verlangt. Man sagt dann zum Beispiel zu einer dementen älteren Frau, die ständig herumläuft, obwohl sie todmüde ist: »Jetzt wird es aber Zeit, daß Sie endlich was tun. Wie wäre es mit Fenster putzen?« Sie antwortet dann bestimmt: »Ich? Nein, danke. Das ist mir zuviel Arbeit. Außerdem bin ich dazu viel zu alt. Ich setze mich jetzt hin und mache gar nichts mehr.« Aber auf die Dauer verursacht ein solch paradoxer Ansatz nur noch größere Verwirrung.

Wenn Betreuer und Pfleger das Verhalten des dementen Menschen, das oft von einem Gefühl der Machtlosigkeit gesteuert wird, durchbrechen wollen, sollten sie versuchen, ihm dieses Gefühl zu nehmen. Manchmal gelingt das, indem man dem Dementen eine Art Spiegel vorhält. Man benutzt die gleichen Worte, gibt ihnen aber eine leichte andere Wendung. Oder man benutzt Worte, die den Dementen sicher treffen, weil sie für ihn vertraut sind. Ein Beispiel hierfür ist die folgende Unterhaltung:

Frau Tiefenbach kneift Andrea in den Arm. »Au«, ruft diese, »Sie tun mir weh.«
»Geschieht dir ganz recht«, sagt Frau Tiefenbach.
»Sie meinen es also gut mit mir?«
»Nein, ich meine es überhaupt nicht gut mit dir.« Sie bohrt ihre Fingernägel noch tiefer in Andreas Arm. »Au, das tut aber wirklich weh!« ruft diese.

»Schadenfreude ist die schönste Freude«, antwortet Frau Tiefenbach.
»Aber jemandem eine Freude machen ist eine noch schönere Freude.«
»Dir mach' ich keine Freude. Du gehst doch wieder weg.«
»Sie wollen also, daß ich bei Ihnen bleibe?«
»Ja, am liebsten für immer.«
»Ich möchte auch, daß Sie bei mir bleiben. Ich mag Sie nämlich.«

Auf diese Weise macht Andrea Schritt für Schritt aus einer eindimensionalen Konversation ein Gespräch, an dem beide beteiligt sind. Es ist keine Katastrophe, daß sie nicht genau weiß, wie das endet.

Ohnmächtiges Aufbegehren gegen die Situation – nicht gegen die Person!

In vielen Fällen brauchen Betreuer und Pfleger überhaupt nicht zu handeln oder einzugreifen. Es genügt, wenn sie schweigen und den verwirrten Menschen spüren lassen, daß sie wissen, wie machtlos er sich fühlt. So weichen sie beide einem fruchtlosen Machtkampf aus.

Um aus der Praxis zu lernen, muß man nicht nur über die nötigen Kenntnisse und Erfahrungen verfügen, sondern man muß auch den Mut haben, sich und anderen einen Spiegel vorzuhalten. Ein Klima, in dem Verhaltensmuster besprochen und vielleicht sogar durchgespielt werden können, sollte dabei eine Selbstverständlichkeit sein.

Erfahrung kann ein ausgezeichneter Lehrmeister sein. Betreuer und Pfleger brauchen nicht immer vorher genau zu wissen, was das Beste ist. Improvisieren und schauen, was passiert, ist ganz wichtig. Aber auch durch die Akzeptanz der eigenen Machtlosigkeit und der eigenen Grenzen erreicht man viel. Wichtig ist, daß Betreuer und Pfleger einsehen, daß der mehr oder weniger passive Widerstand dementer Menschen sich nicht gegen die Pflegenden richtet, sondern gegen ein andauerndes Gefühl der Abhängigkeit und Unsicherheit. Mit den eigenen Zweifeln und der eigenen Unsicherheit umgehen lernen ist ein wesentlicher Teil der Arbeit mit dementen Menschen und ist gleichzeitig eine Herausforderung an das eigene Können.

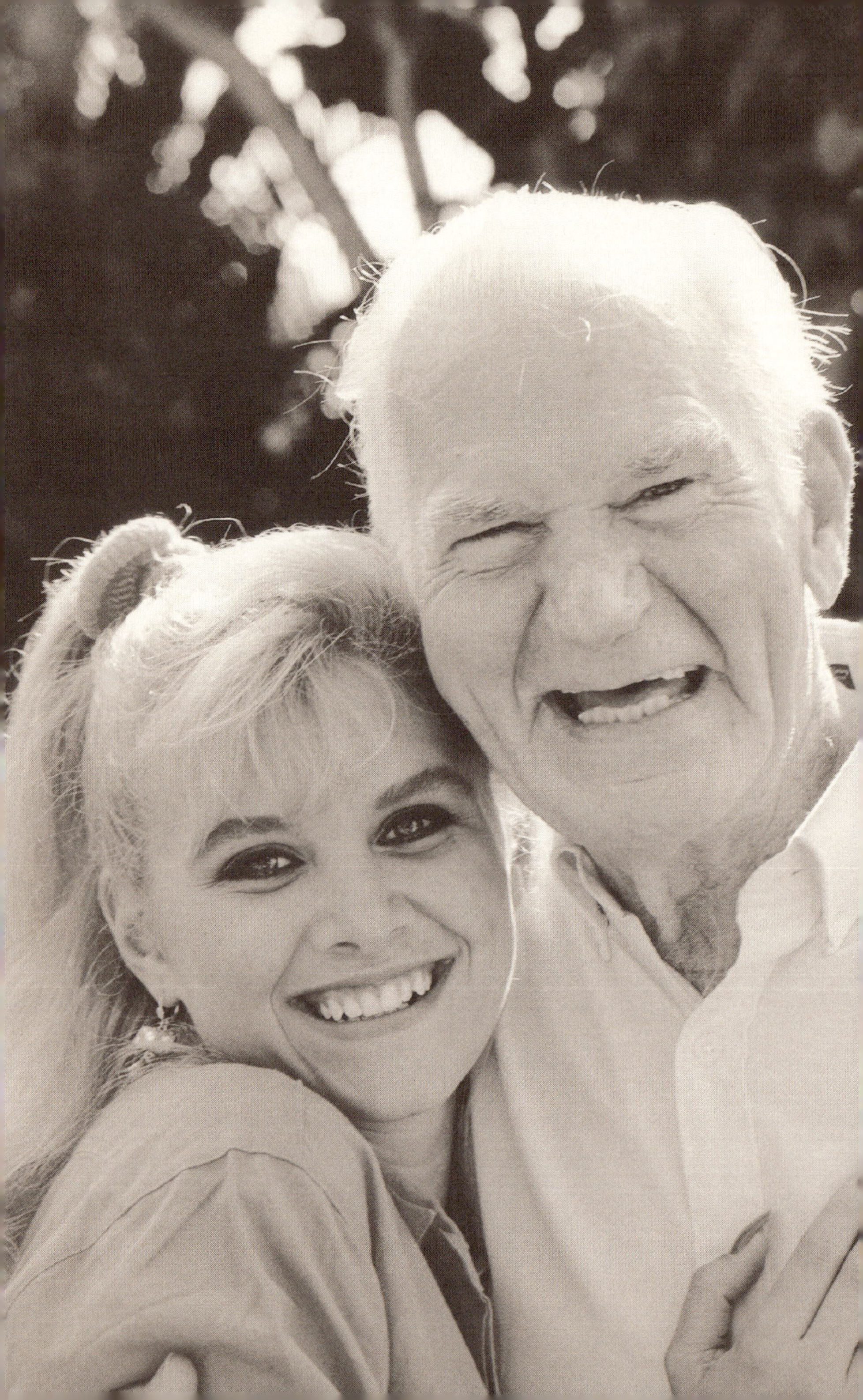

Gestern und heute

Sowohl der verwirrte ältere Mensch als auch seine Betreuer haben eine Vergangenheit, und sie übertragen deshalb frühere Erfahrungen auf neue Situationen. Zudem kommt es bei dementen Menschen häufig vor, daß sie Personen und Zeiten verwechseln. Mißverständnisse auf beiden Seiten können daher den Umgang miteinander erschweren.

Kapitel 6
Bilder aus der Vergangenheit

Fallbeispiel

»Wo liegt das Problem wirklich?«

Karola arbeitete schon immer als Pflegerin. Weil sie nicht nur geschickt war, sondern auch gut Verantwortung tragen konnte, ernannte man sie bei der Familienfürsorge zur Gruppenleiterin. Sie hatte Organisationstalent und konnte gut improvisieren, aber ihre Beliebtheit verdankte sie vor allem der Tatsache, daß sie dem Pflegepersonal auf eine herzliche und persönliche Art bei den emotionalen Problemen half, die bei der Arbeit mit Alzheimerpatienten und anderen verwirrten älteren Menschen auftraten. Wenn es irgendwie ging, teilte sie zu Beginn die Zeit so ein, daß sie jedenfalls einmal im Monat mit jedem persönlich sprechen konnte. Weil das aber zuviel Zeit in Anspruch nahm, entschloß sie sich schließlich, einmal im Monat ein Gruppentreffen zu organisieren. Karola sagte dazu: »Das waren immer sehr gut besuchte Besprechungen, in denen es mehr als genug Gesprächsstoff gab, in denen viel passierte und wobei wir viel von einander lernten. Ich hatte immer ein gutes Gefühl dabei, fühlte mich sicher und zufrieden. Im Nachhinein muß ich allerdings dazu sagen, daß ich es vor allem als meine Aufgabe sah, die Probleme zu lösen, die die Pflegerinnen durch ihre Arbeit bekamen. Und zwar nicht nur die Schwierigkeiten mit den Patienten, sondern auch die Reibereien zwischen den dementen Patienten und ihren Partnern oder Kindern. Es war mir überhaupt nicht bewußt, daß ich mich wie ein Friedensstifter benahm.« Nach einem Jahr bemerkte sie, daß es ihr immer schwerer fiel, diese Gesprächsrunden zu leiten, wußte aber selbst nicht, wodurch das kam. Sie ließ es sich nicht anmerken und versuchte, ihre Gefühle so weit wie möglich zu verbergen. Sie litt an Schlaflosigkeit und fühlte sich ab und zu lustlos. Zuerst schob sie die Schuld auf die Wechseljahre, aber der Hausarzt, der sie gründlich untersuchte, konnte keine körperlichen Ursachen für ihre

Beschwerden feststellen. Da er vermutete, daß Karola an einer Depression litt, und Karola selbst auch Anzeichen dafür erkennen konnte, schickte er sie zu einem Psychologen.

»Ich erinnere mich noch genau an die Besprechung, bei der es schief ging. Eine der Pflegerinnen versuchte schon seit längerem, den Streit zwischen einer Alzheimerpatientin und ihren Kindern zu schlichten. Sie fühlte sich machtlos und war schließlich zur Einsicht gekommen, daß es ihr wohl nie gelingen würde, die Probleme zu lösen. Als sie anfing zu weinen, kamen mir auch die Tränen. Alle Schleusen gingen auf. Ich konnte einfach nicht mehr aufhören.« Nach dem ersten Gespräch empfahl der Psychologe Karola Gruppentherapie. Dort wurde ihr deutlich, welche Erfahrungen und Gefühle ihrem Verhalten und ihren Reaktionen zugrunde lagen. Eine ihrer Töchter, mit der sie inzwischen wieder ein normales Verhältnis hatte, war im Streit ausgezogen. Das hatte sie schwer mitgenommen und, wie sich jetzt zeigte, noch lange nicht verarbeitet. Sie hatte sich deswegen mit ihrer Tochter nie richtig ausgesprochen, weil sie Angst hatte, daß das wieder zum Streit führen würde. Ihre eigenen Eltern hatten sich früher ständig gestritten. Eine solche Situation wollte sie unter allen Umständen vermeiden. »Es war eine Offenbarung für mich festzustellen, daß ich immer darauf aus war, Streit zwischen Eltern und Kindern zu schlichten, und das sogar mit Hilfe des Pflegepersonals. Ohne daß es mir selbst bewußt war, hatte ich die Machtlosigkeit der Pflegerinnen offensichtlich als meine eigene Unfähigkeit erfahren und erkannt.« In der Therapiegruppe von Karola war auch eine Sozialarbeiterin, die bei den Sitzungen zu der Entdeckung kam, daß sie die Scheidung ihrer Eltern nie wirklich akzeptiert hatte. Bei ihrer Arbeit versuchte sie deshalb immer, die Kinder von Alzheimerpatienten so zu mobilisieren, daß die Aufnahme in ein Pflegeheim noch hinausgezögert werden konnte. Eine Aufnahme eines Elternteils wäre ja gleichbedeutend mit einer erzwungenen Trennung der Eltern. Und wenn der zurückbleibende Elternteil dann auch noch umzöge, bedeutete dies den Verlust des Elternhauses.

In den vorigen Kapiteln wurde darauf hingewiesen, daß bei der professionellen Arbeit von Pflegern und Betreuern auf natürliche Weise ein emotionales Band mit dem verwirrten älteren Menschen entsteht. Es ist bekannt, daß Alzheimerpatienten und andere demente Menschen länger, als die Umgebung glaubt, die Veränderungen bemerken, die mit ihnen vorgehen. Demente verlieren langsam den Zugang zur Welt, in er sie leben. Sie reagieren darauf mit Bindungsverhalten bzw. nähesuchendem Verhalten. Wir illustrierten dies mit dem Bild des im Nebel herumirrenden Menschen, der Sicherheit und Halt sucht. Ein dementer Mensch wird heimatlos. Im allgemeinen gehen Betreuer und Pfleger auf die Bedürfnisse des dementen Menschen fast von selbst mit Nähe vermittelndem Verhalten ein. Sie werden damit automatisch zum Orientierungspunkt, ja zum Halt. Mit Dementen arbeiten schlägt dann schnell in »für Demente sorgen« um. Auf die Dauer kann neben dem professionellen Band auch ein emotionales Band zwischen Betreuer und Pfleger und dem dementen Menschen entstehen. Aus der Sicht des Betreuers oder Pflegers handelt es sich um eine Art Adoptionsprozeß. Die wichtigsten Merkmale der Adoption sind die Integration des dementen Menschen in das persönliche Leben des Betreuers oder Pflegers, die Aufnahme des Dementen in die eigene Familie und das starke Verantwortungsgefühl für den Patienten, das über die professionelle Anteilnahme hinausgeht. Vor allem dieses Verantwortungsgefühl führt dazu, daß Betreuer und Pfleger stellvertretend für oder im Sinne des dementen Menschen handeln und Entscheidungen fällen (müssen). Dies führt dazu, daß der demente Patient immer abhängiger wird und der Betreuer oder Pfleger immer mehr Macht bekommt.

● Ob das emotionale Band zwischen dem Dementen und seinem Pfleger für beide von Vorteil ist, hängt weitgehend davon ab, wie stark sich der Betreuer oder Pfleger der oben genannten Prozesse der emotionalen Bindungen bewußt ist und wie er damit umgeht. Wie wir schon bemerkt haben, beurteilt und interpretiert der demente Mensch die Gegenwart, in der er lebt, oft auf der Grundlage früherer Erfahrungen. Alte Wunden werden plötzlich wieder aufgerissen, altes Leid lebt jäh wieder auf. Darauf ist der Betreuer oder Pfleger häufig nicht vorbereitet.

- Hinzu kommt noch, daß auch Betreuer und Pfleger keine »unbeschriebenen Blätter« sind. Jeder Betreuer und Pfleger erfüllt seine Aufgabe in seiner eigenen Weise und gestaltet die professionelle Beziehung und das emotionale Band mit dem Dementen und seiner Familie individuell. Dadurch können bei der Arbeit neue Aspekte entstehen, auf die man nicht vorbereitet ist und die für Überraschungen sorgen. Die Behandlung der Begriffe »Übertragung« und »Gegenübertragung« soll mehr Einblick in diese Aspekte der Arbeit vermitteln.

Übertragung und Gegenübertragung

Das, was der Demente und seine Familie auf den Betreuer und Pfleger projizieren, ist Übertragung. Was der Betreuer oder Pfleger auf den Dementen und dessen Familie projiziert nennen wir Gegenübertragung. Bei einer Situation, in der von Übertragung oder Gegenübertragung die Rede ist, beruht die professionelle Beziehung nicht nur auf den tatsächlichen Eigenschaften und Gegebenheiten einer der beiden Parteien. Es ist mehr im Spiel.

Was ist mit »Übertragung« gemeint?

Die Begriffe »Übertragung« und »Gegenübertragung« stammen aus der Beurteilung einer besonderen professionellen Beziehung, nämlich der Beziehung zwischen Patient und Therapeut. In der Beziehung »Patient – Therapeut« bedeutet »Übertragung«, daß der Patient alte Konflikte oder Verhaltensmuster in seiner neuen Beziehung zum Therapeuten wiederholt. Das neue Band, das der Patient zu seinem Therapeuten entwickelt, geht dann nicht von der Realität aus. Der Therapeut wird in eine Rolle gedrängt. Er verkörpert eine alte Beziehung in einer neuen Form. Die Gegenwart wird von der Vergangenheit des Patienten aus beurteilt. Der Patient überträgt seine Gefühle für wichtige Personen aus seiner Vergangenheit auf den Therapeuten. Dieses Verhalten des Patienten nennt man auch »projizieren«. Kurz gesagt: Der Patient nimmt das neue (professionelle) Band auf eine falsche Weise wahr. Er sieht den Therapeuten eigentlich in einer andern Rolle, zum Beispiel der des Vaters oder der Mutter, eines potentiellen Liebhabers oder eines Idealbildes von sich selbst.

Der Patient geht von seinen eigenen, unverarbeiteten Erfahrungen aus und projiziert auf diese Weise Ideale, Träume und Phantasien auf den Therapeuten. In dieser Interpretation der Wirklichkeit ist der Therapeut eigentlich eine andere Person.

Was ist mit »Gegenübertragung« gemeint?

Wie der Begriff bereits besagt, geht es hier genau um Umkehrung der Übertragung. Es ist nun nicht mehr der Patient, der etwas auf den Therapeuten projiziert, sondern der Therapeut projiziert auf den Patienten und sieht in diesem eigentlich eine andere Person. In einer solchen Situation bedeutet »Gegenübertragung«, daß das Band, das der Therapeut mit dem Patienten entwickelt, nicht auf der Realität beruht. Der Patient wird in eine Rolle gedrängt. Der Therapeut interpretiert die Beziehung mit seinem Patienten auf der Grundlage seiner Erfahrungen und Gefühle aus einer anderen Beziehung. Er überträgt Gefühle, die er für wichtige Personen aus seiner eigenen Vergangenheit hat oder hatte, auf seinen Patienten. Kurz gesagt: Der Therapeut nimmt das neue (professionelle) Band auf eine falsche Weise wahr. Er sieht den Patienten eigentlich in einer anderen Rolle, zum Beispiel der eines Kindes, Liebhabers oder Partners. Der Therapeut projiziert auf diese Weise Erwartungen, Gefühle und Erfahrungen auf den Patienten. In seiner unbewußten Interpretation der Wirklichkeit ist der Patient eigentlich eine andere Person.

- Wenn Übertragung und Gegenübertragung im Spiel sind, geht es nicht nur um andere Personen und um Rollen, die man auf jemanden projiziert, es kann sich auch um persönliche Konflikte, Ängste, Bedürfnisse oder stereotype Vorstellungen handeln. Dabei spielt nicht nur die Vergangenheit eine Rolle, auch die Zukunftserwartungen sind wichtig.

- Wesentlich bei der Übertragung und Gegenübertragung ist die Tatsache, daß die professionelle Beziehung nicht auf den tatsächlichen Eigenschaften oder den wirklichen Verhältnissen einer der beiden Parteien beruht, sondern auf einer Vorstellung, bei der verschiedene, vor allem unbewußte, Faktoren eine Rolle spielen.

Die fürsorgliche Beziehung zum Kranken

Übertragung und Gegenübertragung spielen nicht nur in der Patient-Therapeut-Beziehung eine wichtige Rolle. In der Praxis zeigt sich, daß diese Verhaltensweisen auch bei der professionellen fürsorglichen Beziehung zu dementen Menschen vorkommen.

Wie dies auch in einer therapeutischen Beziehung der Fall ist, ist in einer fürsorglichen Beziehung mit dementen Menschen zwischen der Professionalität der Beziehung einerseits und dem emotionalen Erleben dieser Beziehung andererseits zu unterscheiden. Innerhalb der professionellen Beziehung sind die Fürsorge, Pflege und Betreuung das Mittel (z.B. Hilfe im Haushalt, Hilfe bei den alltäglichen Lebensbedürfnissen, bei der persönlichen Hygiene), mit dem ein bestimmtes Ziel erreicht wird (z.B. daß der Alzheimerkranke solange wie möglich selbständig in der eigenen Wohnung bleiben kann). Daneben steht das emotionale Erleben der Beziehung zwischen Betreuer oder Pfleger und dem dementen Menschen: Was bedeutet mir der andere? Wie oder als wen erfahre ich ihn? Hier kann ein ganz anderer Kontext eine Rolle spielen als nur der professionelle. Es ist möglich, daß der Alzheimerpatient die Behandlung durch den Betreuer immer als liebevolle Versorgung des Sohnes empfindet oder als scharfe Zurückweisung durch die Tochter. Durch die Weise, in der der demente Patient auf den Betreuer oder Pfleger reagiert, kann dieser manchmal in eine Situation der Gegenübertragung gedrängt werden und sich erneut vom Vater oder der Mutter abgewiesen oder gerade bestätigt, bewundert und gelobt fühlen. So können auf der Grundlage einer professionellen Beziehung auf beiden Seiten alte Wunden wieder aufbrechen, unverarbeitete Konflikte, aber auch positive Erfahrungen wieder aufgerufen, neu durchlebt oder selbst gelöst werden.

- Die professionelle Beziehung kann also wesentlich zur persönlichen Entwicklung, zur Erfahrung und zur Charakterbildung des Betreuers oder Pflegers beitragen. Obwohl es sich bei einer Therapie oder bei der Pflege und Betreuung von Menschen um sehr verschiedene Situationen handelt, bleibt die Grundbedeutung von Übertragung und Gegenübertragung in beiden

Situationen die gleiche: Das professionelle Band beruht nicht ausschließlich auf den wirklichen Eigenschaften oder Gegebenheiten einer bestimmten Person. Der Kern bleibt derselbe: Bei Übertragung und Gegenübertragung spielt viel mehr mit, als von außen sichtbar ist.

Übertragung: Im Versorgenden jemand anderen sehen

Bei der Übertragung sieht der demente Patient im Betreuer oder Pfleger eigentlich jemand anderen, mit allen Gefühlen und Erwartungen, die damit verbunden sein können. Als Betreuer oder Pfleger spielt man für demente Menschen oft die verschiedensten Rollen. Man funktioniert, wie wir gesehen haben, als Bezugsperson, die Halt und Sicherheit vermittelt. Und nicht selten wird man auch zur Vertrauensperson.

Das Phänomen der Übertragung kommt nicht bei jedem Dementen vor. Ob es auftritt, hängt stark von der jeweiligen Person ab. Wenn es zur Übertragung kommt, nimmt der demente Mensch die Wirklichkeit durch die Brille seiner extrem positiven oder extrem negativen Erfahrungen war. Dazu kommt noch, daß er die Gegenwart mit der Vergangenheit verwechselt. In dieser Erlebniswelt kann seine Wahrnehmung so subjektiv sein, daß es zu Projektionen kommt.

Extreme Erfahrungen Die Anteilnahme des dementen Menschen an dem, was mit ihm geschieht, kann dazu führen, daß positive und negative Erfahrungen von früher in der Beziehung mit dem Betreuer oder Pfleger wieder wach werden. Zum Beispiel das Gefühl, einmal sehr ungerecht behandelt worden zu sein, der Verlust eines lieben Menschen, das Gefühl, im Stich gelassen worden zu sein. Aber auch alte Ängste, altes Mißtrauen und alter Ärger können wiederkehren. Der Betreuer oder Pfleger wird dann in die Rolle des Bösewichts, schwarzen Schafes, des Feiglings usw. gedrängt. Doch kann dem Betreuer oder Pfleger genau so gut eine positive Rolle zugeteilt werden, wie die des idealen Kindes, des Ratgebers, des Lieblings, des Beschützers usw. Dies ist von der Persönlichkeit des dementen Menschen und von seinen Erfahrungen abhängig, aber auch von den Gefühlen die der Betreuer oder Pfleger in ihm wachruft.

Heute und gestern gehen ineinander über In der Situation »früher ist heute« geht es nicht vorrangig um Übertragungsprozesse. Die fortschreitende Demenz bringt es nun einmal mit sich, daß heute und gestern, Vergangenheit und Gegenwart, nebeneinander bestehen und leicht ineinander übergehen. Da neue Informationen nur bruchstückhaft oder überhaupt nicht mehr verarbeitet werden, kann der demente Mensch den Betreuer oder Pfleger oft nicht mehr in seine Welt integrieren. Es kann sein, daß er diese neue Person mit seinem Vater assoziiert. Der Pfleger ist dann auch der Vater und nicht nur jemand, auf den jetzt die unverarbeiteten Gefühle dem Vater gegenüber projiziert werden müssen. Die Beziehung zum Vater erhält damit keine neue Bedeutung mehr. Wenn Pfleger und Betreuer für Eltern, Partner oder Kind gehalten werden, sprechen wir von Personenverwechslung und nicht von Übertragung. Alzheimerpatienten und andere verwirrte ältere Menschen sind häufig auf der Suche nach ihren Eltern. Sie können dann in ihrem Pfleger oder Betreuer leicht den eigenen Vater oder die eigene Mutter sehen. Eine alte Dame, die an Alzheimer leidet und nur noch in der Zeit lebt, in der sie selbst Kinder versorgte, erkennt in einem jungen Pfleger leicht ihr eigenes Kind wieder. In dieser »Rolle« ist der Pfleger oder Betreuer dann oft, ohne es zu wissen, Anlaß für Ärger, Schmerz, Glücksgefühle, Angst, Freude usw.

Eine klassische Übertragungssituation – also die Projektion unverarbeiteter Gefühle aus der Vergangenheit auf die Gegenwart – liegt in den folgenden beiden Beispielen vor: Eine Alzheimerpatientin, die ihr Leben lang unverheiratet war, möchte sich mit ihrem Pfleger verloben. Eine kinderlose Frau sieht in ihrer Betreuerin ihre so innig herbeigesehnte Tochter.

Mehrdeutige Situationen

Wir haben schon mehrere Male darauf hingewiesen, daß das Verhalten von dementen Menschen von dem beeinflußt wird, was sie waren und was sie erlebt haben. Daß die Übertragung im Verhalten des Dementen eine Rolle spielt, ist weniger problematisch, wenn sich der Betreuer oder Pfleger dessen bewußt ist und den Grund der Übertragung feststellen kann. Wenn man Übertragungssituationen erkennt und Verständnis dafür aufbringt, kann dies verhindern, daß der Betreuer oder Pfleger Gefühle der Ablehnung und der Unzufriedenheit entwickelt. Wenn man weiß, daß der Alzheimerpatient denkt, man sei jemand anderes, braucht man die Schuld für eine eventuelle Zurückweisung nicht bei sich selbst zu suchen; dann liegt es jedenfalls nicht an der eigenen Unsicherheit und fehlenden Erfahrung. Ein Betreuer oder Pfleger, der die Lebensgeschichte und die Persönlichkeit des dementen Patienten kennt, kann leichter beurteilen, für wen man ihn hält. Doch auch mit einer ausreichenden Kenntnis des Lebenslaufs ist es nicht immer deutlich, in welche Rolle man gedrängt wird. Ist Saskia für Frau Mühlmann vielleicht jemand, bei dem sie Rat sucht? Und fühlt sich Frau Adler von Anna etwa bedroht?

Übertragung bei Familienangehörigen

Das Phänomen der Übertragung kann nicht nur zwischen dem Dementen und dem Betreuer oder Pfleger auftreten, sondern auch zwischen den Familienmitgliedern einerseits und dem Betreuer oder Pfleger andererseits.

»Die Tochter einer Alzheimerpatientin, die ich versorge, kommt immer zu Besuch, wenn ich auch da bin. Sie klagt ständig darüber, daß sie so viel zu tun hat. Ich habe ihr gesagt, daß sie nicht mehr zu kommen braucht, wenn ich da bin. Das ist völlig überflüssig. Bei der Arbeit brauche ich sie nicht, und sie kann ihrer Mutter doch besser Gesellschaft leisten, wenn ich weg bin. Leider akzeptiert sie meinen Einwand nicht. Sie kommt einfach, und außerdem kümmert sie sich um alles, was ich mache und gibt ihren Kommentar dazu.«

Dieser kurze Bericht enthält natürlich zu wenig Informationen, um genau feststellen zu können, was hier vor sich geht. Die Situation kann daher auf verschiedene Weise interpretiert werden. Wir interpretieren sie hier auf dem Hintergrund dessen, was wir über Übertragung wissen. Es kann gut sein, daß die Tochter die verschiedensten Motive hat, ihre Mutter immer dann zu besuchen, wenn die Betreuerin da ist und daß sie sich dieser Motive und Triebfedern überhaupt nicht bewußt ist. Vielleicht spielt das Verlangen eine Rolle, die einzige zu sein, mit der die Mutter Kontakt hat, vielleicht spürt sie Rivalität oder sie will die Rolle der idealen Tochter spielen, die immer für ihre Mutter da ist. Vielleicht rivalisierte diese Tochter immer mit ihrer älteren Schwester, die der Liebling der Mutter war. Jetzt, wo ihre Schwester im Ausland wohnt und sie mit ihrer Fürsorge die Gunst der Mutter gewinnen kann, kommt die Pflegerin und drängt sich in die frei gewordene Position. Bei der Tochter werden alte Eifersuchtsgefühle wach, die sie auf die Betreuerin überträgt.

Ein anderes Beispiel wäre, wenn Herr Spohrer seine erotischen Gefühle so stark auf die Pflegerin richtet, daß er gar nicht merkt, daß es eigentlich sexuelle Annäherungsversuche sind. Oder nehmen wir Frau Siedler, die in Maria, die ihr bei der Pflege ihres Mannes hilft, auf die Dauer ihr eigenes Kind sieht.

Gegenübertragung: Im Dementen jemand anderen sehen

Auch die Umkehrung der Übertragung kommt vor. Wie schon gesagt, nennen wir dies »Gegenübertragung«. Von Gegenübertragung ist die Rede, wenn Betreuer und Pfleger einen dementen Menschen für jemand anderen halten oder mehr in ihm sehen als nur einen Patienten. Der Demente kann im Betreuer oder Pfleger etwas anrühren, wodurch dieser, meist unbewußt, den Dementen in einer anderen Rolle sieht, mit allen damit zusammenhängenden Gefühlen und Erwartungen. Als Betreuer oder Pfleger kann man durch das Verhalten von Patienten manchmal mit eigenen unverarbeiteten Gefühlen oder unerfüllten Bedürfnissen konfrontiert werden. Zum Beispiel: Aggression gegenüber einem dominanten Vater oder Trauer, weil einem die Großeltern fehlen. Wie im Falle der Übertragung, in der der demente Patient den jungen Pfleger als eigenes Kind sieht, kann auch bei der Gegenübertragung der Altersunterschied von zusätzlicher Bedeutung sein.

- Viele Betreuer und Pfleger befinden sich schon von vornherein in einer Situation der Gegenübertragung. Dies ist der Fall, wenn sie für unbewußte und unverarbeitete Aspekte aus ihrem eigenen Leben Erfüllung, Genugtuung oder eine Lösung suchen und diese in der Arbeit mit dementen alten Menschen zu finden gedenken, sich aber nicht dieser Tatsache bewußt sind. Es ist möglich, daß eine Pflegerin, deren Mutter gestorben ist, das Pflegeverhältnis als Mittel benutzt, um die Beziehung mit ihrer Mutter fortzusetzen. Unverarbeitete Trauer hat vielleicht dazu geführt, daß sie einen versorgenden Beruf ergriffen hat und daß sie in ihrer Fürsorge für den dementen Patienten so weit geht, daß sie sich Tag und Nacht verantwortlich fühlt und nichts anderen überlassen kann.

- Gegenübertragungsprozesse finden auch zwischen Betreuer und Pfleger und der Familie des Dementen statt. Ein Pfleger kann alle möglichen Gefühle, Vorstellungen und Phantasien auf die Familienangehörigen übertragen. Das Verhalten des Partners, des Sohnes oder des Enkels des dementen Patienten führt dann zu Reaktionen, die auf unverarbeitete Aspekte der eigenen Persönlichkeit und den eigenen Lebenslauf zurückzuführen sind. Wenn etwa die Pflegerin aus dem obengenannten Beispiel das Verhalten der Tochter nicht als Übertragung erkennt, interpretiert sie es vielleicht als Mißtrauen ihr gegenüber oder als Kontrolle. Es kann sein, daß sie dann unsicher wird oder gerade ehrgeizig, weil sie immer ihr Bestes geben will.

Es können die verschiedensten Projektionen vorkommen, u.a. positive und negative Vorstellungen von alten Menschen, unverarbeitete Konflikte, Verlusterfahrungen, Angst vor dem Verlust eines geliebten Menschen oder Angst vor dem Tod.

Stereotype Vorstellungen vom Alter Manche Betreuer und Pfleger sehen alte Menschen als eigensinnig, starr und anspruchsvoll an. Andere dagegen glauben, daß alte Menschen meist gütig, liebevoll, anhänglich und verständnisvoll sind. Wenn das Pflegepersonal bei der Betreuung und Pflege von dementen älteren Menschen von derartigen allgemeinen Ansichten ausgeht, kann es sein, daß sie mehr auf ihre eigenen Vorstellungen und Ansichten reagieren als auf das tatsächliche Verhalten des dementen Menschen selbst.

Unverarbeitete Konflikte Betreuer und Pfleger können auf einen dementen Patienten ungelöste Probleme oder unerfüllte

Wünsche aus Beziehungen aus ihrem eigenen Leben mit für sie wichtigen Menschen projizieren. Das Aufmerksamkeit fordernde Benehmen einer dementen Frau, ihr ständiger Drang nach Halt und Sicherheit, kann bei der Pflegerin das Bild der eigenen Mutter in Erinnerung rufen, die sich kurz nach der Scheidung von ihrem Mann bis zum Ersticken an ihrer ältesten Tochter festklammerte. Unerwartete Ausfälle, Schimpfworte oder Stöße eines Alzheimerpatienten können bei einem Pfleger die Demütigungen durch den Vater oder Bruder oder die Gefühle der Machtlosigkeit gegenüber den dominanten Eltern wiederbeleben und verstärken. Wenn Betreuer oder Pfleger im Verhalten des dementen Patienten wieder ihren eigenen Eltern begegnen, mit denen sie ein schlechtes Verhältnis hatten oder haben, kann dies zur Gegenübertragung führen. Dabei können ganz einfache Dinge oder Ereignisse eine Rolle spielen. Ein gewisser Klang der Stimme, eine Gebärde, eine Aussage oder eine bestimmte Handlung können spontan die unangenehmen Erfahrungen mit den Eltern wachrufen und eine Reaktion darauf bewirken.

Verlustersatz Projektionen einer ersehnten Beziehung oder eines unerfüllten Bedürfnisses, der unerfüllte Wunsch, zu jemandem zu gehören oder für jemanden zu sorgen, zählen zu den Möglichkeiten. In der Dankbarkeit eines dementen Patienten, in dessen Anhänglichkeit und in dessen Geschichten über früher, kann der Pfleger ein heftiges Verlangen nach der Anwesenheit seiner toten Eltern oder Großeltern, seines verstorbenen Partners oder Kindes spüren.

Angst vor dem Verlust eines geliebten Menschen Bekannt sind auch Projektionen eines künftigen Verlustes von Menschen, die einem nahe stehen und der damit zusammenhängenden Ängste. Bei der Versorgung von dementen älteren Menschen wird Pflegern und Betreuern manchmal zum ersten Mal bewußt, daß ihre eigenen Eltern nicht ewig leben und daß sie sie einmal verlieren werden. Außerdem konfrontiert der Rückgang der geistigen und körperlichen Kräfte des dementen Menschen das Pflegepersonal oft mit der eigenen Sterblichkeit und Verletzlichkeit.

Neben diesen Projektionen, in denen Betreuer und Pfleger die verschiedensten Facetten des eigenen Gefühlslebens auf den Dementen übertragen, können auch allerlei andere bewußte oder unbewußte Motive zu einer Gegenübertragung führen. Zum Beispiel, wenn man einen Pflegeberuf ergreift, um eine alte Schuld zu begleichen, wenn man etwas gutmachen möchte, wenn man geschätzt werden oder sich beweisen will.

Projektionen und ihre Folgen

Projektionen beeinflussen das Verhalten von Versorgenden und können daher dem Prozeß der Adoption im Wege stehen. Bei Projektionen reagiert man ja nicht in erster Linie auf die Gefühle und Bedürfnisse des anderen, sondern man geht von den eigenen Gefühlen und Bedürfnissen aus. Dies kann der Entwicklung des emotionalen Bandes und des sich daraus entwickelnden Verantwortungsgefühls schaden.

- Die Angst, einen Menschen zu verlieren, der einem nahe steht, aber auch die Konfrontation mit der eigenen Vergänglichkeit, können dazu führen, daß man den dementen Menschen zu sehr beschützt. Im Grunde unterdrückt man damit nur die Angst vor dem eigenen Tod oder dem der Eltern oder Großeltern. Der Betreuer oder Pfleger will im Grunde sich selbst oder seine Lieben vor Abhängigkeit, Altersschwäche, Hilflosigkeit und Tod schützen. Die Projektion dieser Angst vor dem Verlust eines geliebten Menschen kann in ihrer äußersten Form zu verantwortungslosem Handeln führen. Zum Beispiel zu leidenschaftlichen Versuchen, jemanden mit allen Mitteln am Leben zu erhalten oder eine Aufnahme ins Pflegeheim, die für den Dementen eigentlich das Beste wäre, durch Opferung der eigenen Freizeit zu verhindern. Ein Pfleger, der durch seine Arbeit so intensiv mit der Sterblichkeit eines geliebten Menschen konfrontiert wird und der alles tut, um dieses Sterben zu verhindern, kann die wirkliche Situation nicht mehr objektiv einschätzen. Er sieht dann nicht mehr, daß der demente Patient vielleicht im Sterben liegt und selbst auch sterben will. Dies kann dazu führen, daß er sich nicht mehr an vorher gemachte Absprachen hält, wie »keine

Nahrung aufzwingen«, »keine künstliche Ernährung«, »kein Anschluß an Leben verlängernde Apparaturen«.

- Zu Beginn dieses Kapitels haben wir in einem Beispiel Karola und ihre Therapiegruppe genannt. Es war dort die Rede von einer Sozialarbeiterin, die die Scheidung ihrer Eltern nicht verarbeitet hatte. Jetzt können wir erkennen, daß ihr Verhalten dementen Menschen gegenüber im Grunde unverantwortlich war. Sie versuchte in vielen Fällen, oft gegen besseres Wissen, die Aufnahme eines Alzheimerpatienten, der noch verheiratet war, hinauszuzögern. An sich ist dies ein gutes Bestreben, wenn es allerdings den Interessen des Dementen schadet, kommt das Verhalten des Sozialarbeiters oder des Pflegepersonals ungewollt und unbewußt in die Nähe von Machtmißbrauch.

- Projektionen können u.a. auch dazu führen, daß der Betreuer oder Pfleger den Dementen unhöflich oder sogar grob behandelt. Unverarbeitete Konflikte können dazu beitragen, daß der Versorgende den dementen älteren Menschen abweist. So wird zum Beispiel in der Ablehnung des anmaßenden Verhaltens des Patienten die erdrückend dominante Mutter oder der allgegenwärtige Vater abgelehnt. Unverarbeitete Konflikte können auch zu einer sogenannten »Überreaktion« des Pflegers oder Betreuers führen, der mit großer Bosheit auf den befehlenden Ton des dementen Patienten reagiert, da er in ihm die Stimme des immer Befehle erteilenden Vaters hört. Eine Projektion kann beim Betreuer oder Pfleger auch ein Gefühl der Enttäuschung hervorrufen, an dem der Demente selbst eigentlich keine Schuld trägt; es kann der Grund für kühles und abweisendes Verhalten sein.

- Wenn Verlustersatz eine unbewußte Triebfeder ist, kann dies dazu führen, daß der Versorgende die Anhänglichkeit des dementen Patienten zur Befriedigung der eigenen Bedürfnisse sucht und ausnutzt. Kann der Demente diese Gefühle nicht beantworten, so kann der Pfleger oder Betreuer enttäuscht reagieren und sich abgewiesen fühlen, was dann wieder die Ablehnung des Patienten zur Folge hat.

- Projektionen von Betreuern und Pflegern auf ihre Patienten haben nicht nur für die Patienten unangenehme Folgen, sie bringen den Betreuenden oder Pflegenden selbst auch in schwierige Situationen. Nehmen wir einmal die Pflegerin, die sich schuldig fühlte, weil sie nicht gerade sanftmütig mit ihrem dementen Großvater umgesprungen war. Sie war bekannt dafür, daß man ihr viel zumuten konnte. Sie war immer bereit, auch in schwierigen Situationen zu arbeiten, z.B. in Familien, in denen Alzheimerpatienten aggressiv reagierten. Sie verlangte sich viel ab, aber im Grunde löste sie damit ihre »Schuld« ein. Als sie schließlich entdeckte, daß ihr abweisendes und aggressives Verhalten gegen ihren Großvater Teil ihres persönlichen Verlustverarbeitungsprozesses war, konnte sie ihre Schuldgefühle endlich bewältigen. Sie verstand jetzt, daß sie sich ihrem Großvater gegenüber ablehnend und aggressiv verhalten hatte, weil sie ihn nicht verlieren wollte, aber spürte, daß er ihr langsam entglitt. Sie hatte es ihm im Grunde verübelt, daß er dement wurde und daß er sich nicht mehr um sie kümmerte. Sie fühlte sich von ihm im Stich gelassen. So kam sie schließlich zu der Erkenntnis, daß ihr Verhalten von damals im Grunde ein Ausdruck ihrer Zuneigung zu ihm war. Jetzt, nachdem sie alles deutlich erkannte, brauchte sie keine Schuldgefühle mehr zu haben und konnte endlich die Trauer zulassen. Durch diese Erkenntnis war sie nun viel besser als vorher in der Lage, anderen deutlich zu machen, wenn es ihr zu viel wurde und es erübrigte sich auch für sie, als eine Art von »Buße« immer nur schwierige Fälle zu übernehmen.

Projektionen führen in einem Pflegeverhältnis aber keineswegs immer zu Problemen, weder für den Betreuer noch für den dementen Patienten. Wenn ein Pfleger oder Betreuer im Verhalten seines dementen Patienten seine eigenen Eltern sieht, mit denen er immer in guter Harmonie gelebt hat, versorgt er sie gerne und gibt sich besonders viel Mühe.

Signale für Gegenübertragung

Es gibt einige Zeichen, an denen Betreuer und Pfleger erkennen können, daß in einer bestimmten Situation Gegenübertragung droht oder bereits gegeben ist.

Überreaktion Mit »Überreaktion« ist hier gemeint, daß jemand auf einen scheinbar geringen Anlaß stark emotional reagiert, und zwar nicht nur extrem nach dem Urteil Außenstehender, sondern auch extrem in den eigenen Augen.

Arbeit und Privatleben nicht trennen können Wenn jemand bei der Arbeit die gleichen Spannungen, Konflikte und Emotionen erfährt wie im Privatleben, entsteht das Gefühl, daß es zwischen Privatleben und Arbeit eigentlich keinen Unterschied (mehr) gibt. Dann bekommt man den Eindruck, daß man im Privatleben und bei der Arbeit mit den gleichen Dingen konfrontiert wird. Natürlich müßte es schon ein großer Zufall sein, wenn Privatleben und Arbeit einander wirklich so stark ähneln würden. Wahrscheinlicher ist, daß der Betreuer oder Pfleger sich in der einen Lebenssphäre nicht von der anderen lösen kann und deshalb Situationen in der gleichen Weise interpretiert.

Zur Familie gehören In Kapitel 4 haben wir als eines der Kennzeichen des Adoptionsprozesses beschrieben, daß Betreuer und Pfleger das Gefühl bekommen haben, der Demente sei ein Teil der eigenen Familie geworden. Wesentlich dabei ist, daß der Betreuer oder Pfleger dabei die Realität nicht aus den Augen verliert. »Als ob er zur Familie gehört« bedeutet, daß der Pfleger nicht in der Situation aufgeht und noch genügend Distanz wahrt, um noch professionell arbeiten zu können, obwohl es ein starkes emotionales Band zwischen dem Patienten und dem Pfleger gibt. Wenn diese Distanz verschwindet oder wenn es sie nie gegeben hat, handelt es sich nicht mehr um ein »als ob«. Der demente Mensch wird dann tatsächlich wie ein Mitglied der eigenen Familie behandelt. Das ist das deutlichste Zeichen für Gegenübertragung.

Das Ende vor Augen Gegenübertragung kann oft auch festgestellt werden, wenn die emotionale Beziehung zwischen Versorgendem und Kranken ein Ende findet, etwa weil eine Pflegerin aus persönlichen Gründen ihre Arbeit aufgibt oder weil der demente ältere Mensch in ein Pflegeheim aufgenommen wird. Wenn das emotionale Band mit dem Dementen eine tiefere Bedeutung für den Versorgenden hat oder noch andere Gründe eine Rolle spielen, bedeutet das drohende Ende dieser Beziehung immer auch einen drohenden Verlust, den der Pfleger oder Betreuer verhindern will. Wird der Patient schließlich doch eingewiesen oder stirbt er gar, kann sich der Pfleger oder Betreuer schuldig fühlen. Bei einer Aufnahme in ein Pflegeheim kann sich das in einem extremen »Bedürfnis zur Nachsorge« äußern, wie wir das bei Hans im Falle von Frau Engels gesehen haben (Kapitel 4).

Persönliches Wachstum

Aus den obigen Ausführungen könnte der Eindruck entstehen, daß Fälle von Gegenübertragung nur negativ zu bewerten sind. Zunächst scheint das auch so. Die Konfrontation mit Krankheit, Tod, Alter, Abhängigkeit oder (künftigem) Verlust eines lieben Menschen gehört wie die Entstehung von Anteilnahme und Verbundenheit oder der Prozeß der Adoption zu den »Berufsrisiken« von Betreuern und Pflegern von dementen älteren Menschen. Doch kann dies alles auch zur persönlichen Charakterbildung und zum persönlichen Wachstum des Pflegers oder Betreuers beitragen. Es handelt sich in allen Fällen schließlich um Themen, mit denen jeder früher oder später einmal konfrontiert wird und mit denen er sich auseinandersetzen muß. Pflegerinnen und Pfleger, Betreuerinnen und Betreuer werden – im Gegensatz zu anderen Menschen – oft schon in jungen Jahren mit der Tatsache konfrontiert, daß der Mensch sterblich ist, daß die eigenen Eltern nicht ewig leben und daß auch das eigene Leben einmal enden wird. Dies braucht nicht nur negativ erfahren zu werden, es kann auch zur inneren Reife und zur Charakterbildung beitragen. Der Tod verliert seinen Schrecken, wenn man ihm ins Auge zu sehen wagt und wenn man die Gefühle, die dies hervorruft, äußern kann und darf. Vor allem junge Pfleger und Betreuer sind in diesen Dingen ihren Altersgenossen in anderen Berufen weit voraus.

Kapitel 7
Intimität und Sexualität

Fallbeispiel

»Er grapscht immerzu nach einem«

»Herr Ulrich kam vor einem halben Jahr zu uns ins Altersheim. Man sagt, daß es bei ihm schon jahrelang leichte Anzeichen von Alzheimer gab. Aber solange seine Frau noch gesund war, stellte das ja kein Problem dar. Als sie dann schließlich krank wurde und starb – ungefähr vor einem Jahr – zeigte sich, daß sein Zustand viel schlechter war als alle dachten. Der Hausarzt hat schließlich dafür gesorgt, daß er bei uns untergebracht wurde.« Monika Hartmann, Leiterin des Pflegepersonals eines Altersheims, erinnert sich. »Anfangs fanden alle Schwestern Herrn Ulrich sehr nett. Er hatte etwas Hilfloses an sich, schien nicht zu begreifen, wo er war, fügte sich aber in alles. Er brauchte etwas Hilfe beim Waschen und Anziehen, das heißt, man mußte ihm seine Sachen in der richtigen Reihenfolge hinlegen und ihm dann genau sagen, was er machen mußte. Das war es aber auch schon, denn dann lief alles wie von selbst. Wir bieten hier im Gemeinschaftsraum unseren Bewohnern die Möglichkeit, mit anderen gemeinsam zu essen und Kaffee zu trinken. Er kam nie von alleine, aber wenn er geholt wurde und einmal am Tisch saß, vergnügte er sich bestens. Wir haben hier mehr Frauen als Männer, und seine Gesellschaft wurde als sehr angenehm empfunden. Weil er in seinem Zimmer eigentlich immer nur herumsaß und nie etwas las, keinen Fernseher an hatte und auch sonst keinen Kontakt zu anderen suchte, schauten die Schwestern oft einfach mal kurz zu einem kleinen Schwätzchen bei ihm herein. Nach kurzer Zeit änderte sich aber ihre Haltung. Sie gingen nicht mehr spontan zu ihm, ich spürte eine gewisse Zurückhaltung auf meine Frage, wer ihm helfen wolle. Der Grund dafür kam bei einer Teambesprechung ans Tageslicht. Herr Ulrich wurde regelmäßig »handgreiflich«. Plötzlich grapschte er nach einer Schwester und zog sie an sich. Und weil er recht kräftig war, konnte man sich nur schwer wieder befreien. Anfangs hielten die Schwestern es vor einander verborgen, da jede im Glauben war, daß sie die einzige sei, der das passierte. Aber Rita, die am häufigsten bei ihm war, als sie hier noch arbeitete, störte es überhaupt nicht. Sie kam aus dem gleichen Dorf wie er, und sie konnten sich immer prima über allerlei gemeinsame Bekannte unterhalten. Wenn er sie festhielt, so meinte sie, dann nur, um sein Gleichgewicht zu bewahren oder einfach, weil zwischen ihnen ein besonderes Vertrauensband bestand. So erklärte sie sich jedenfalls sein Benehmen. Sie legte auch manchmal den Arm um seine Schulter, denn obwohl er nie über seine Frau sprach und die Gespräche immer oberflächlich blieben, tat er ihr leid. Die anderen schwiegen zu den Vorkommnissen, da Rita offensichtlich gerne zu Herrn Ulrich ging und sein Benehmen nicht störend fand. Aber als Rita schließlich gekündigt hatte, hörte ich dann eine Klage nach der anderen und ich nahm mir vor, einmal mit ihm über sein Verhalten zu sprechen. Daß er es vielleicht gar nicht so meinte, daß aber die Schwestern sein Verhalten als zudringlich empfänden. Er stimmte mir in allem völlig zu. Er kenne Männer, die sich nicht beherrschen könnten, aber glücklicherweise sei er nie einer Frau zu nahe getreten. Als ich ihn dann vorsichtig darauf aufmerksam machte, daß dies nun gerade der Fall sei, schaute er mich ganz verdutzt an und stotterte, daß er an so etwas nicht einmal zu denken wage. Hatte er es vergessen? Oder war Ritas Erklärung die richtige?

Vor ein paar Wochen hat Herr Ulrich wahrscheinlich einen kleinen Schlaganfall gehabt. Deshalb wird er morgens im Bett gewaschen. Aber fast niemand will ihm helfen. Immer wenn er unten gewaschen wird, bekommt er eine Erektion. Und manchmal überraschen die Schwestern ihn beim Masturbieren. Die eine Schwester nimmt das ganz nüchtern hin, eine andere tut sich wesentlich schwerer damit, aber ausnahmslos allen ist es unangenehm, und manche fühlen sich sogar irgendwie mißbraucht. Deshalb versuche ich nun, es so einzurichten, daß ich beim Waschen helfe; vor allem, um den anderen das Gefühl zu geben, daß ich sie mit diesem Problem nicht allein lasse. Nicht etwa, um ihnen zu zeigen, wie man mit einer solchen Situation umgeht, denn das weiß ich auch nicht. Ich bin ein ziemlich nüchterner Typ, deshalb gehe ich davon aus, daß Herr Ulrich wahrscheinlich gar nicht weiß, was er da tut. Sexualität gehört schließlich zum Leben, es ist eine ganz natürliche Sache. Aber ehrlich gesagt, helfe ich doch lieber jemandem, der in die Hose gemacht hat.«

Das Verhältnis zwischen Betreuer und Pfleger und dem dementen Menschen wird intensiver und intimer, je weiter die Erkrankung fortschreitet. Die nachlassenden geistigen Kräfte des dementen Menschen verhindern, daß dieser nach festen und anerkannten Mustern formuliert und kommuniziert. Er fällt immer stärker auf nonverbales Verhalten zurück, um ausdrücken zu können, was er denkt, meint, will und fühlt. Dies führt dazu, daß sein Verhalten und seine Emotionen kaum noch von einander getrennt sind, sondern in immer stärkerem Maße auf einer Ebene liegen. Aber auch andere Dinge spielen eine Rolle. So können wir ruhig davon ausgehen, daß demente Menschen – wie jeder andere Mensch auch – Zärtlichkeit und Wärme brauchen. Berücksichtigen wir das eben Gesagte, so ist verständlich, daß sie ihre Bedürfnisse immer direkter und unverhüllter zeigen. Wenn Betreuer und Pfleger mit solchen Verhaltensweisen in Berührung kommen, können gemischte Gefühlen entstehen, wenn die Bitte um Aufmerksamkeit und körperliche Nähe und Wärme als sexuelles Bedürfnis gedeutet wird. Der Kontakt mit dem dementen Patienten wird nicht nur in praktischer, sondern auch in emotionaler Hinsicht intensiver, je mehr er von der Hilfe anderer abhängig wird. Deshalb dringen Betreuer und Pfleger gezwungenermaßen, ob sie wollen oder nicht, langsam auch in die Intimsphäre des Dementen ein. Das kann auch bei dem betroffenen Menschen widersprüchliche Gefühle hervorrufen.

In Kapitel 2 haben wir versucht, Demenz »von innen heraus«, also von der Erlebniswelt des Dementen aus, zu beschreiben. Wir haben nicht nur die Symptome von Alzheimer und anderen Formen von Demenz aufgezählt, sondern haben deutlich zu machen versucht, daß das Verhalten dementer Menschen nicht allein als gestörtes Verhalten betrachtet werden sollte, sondern auch als ein Verhalten gesehen werden kann, mit dem der demente ältere Mensch nach Bedeutung und Sinn sucht. Ein dementer Mensch ist länger, als wir im allgemeinen annehmen, an dem beteiligt, was mit ihm vorgeht. Nehmen wir das als gegeben an, hat der Betreuer oder Pfleger die Aufgabe, die Bedeutung und den Sinn dieses Verhaltens zu ergründen. Dies gelingt ihm, wenn er versucht, sich eine Vorstellung von der Erlebniswelt des Dementen zu machen. Dabei ist es vor allem wichtig, dabei den Standpunkt einzunehmen, daß auch einem verwirrten älteren Menschen »nichts Menschliches fremd« ist.

Der Kontakt mit der Außenwelt

Der langsame Verlust der geistigen Kräfte erschwert dem Dementen die Kommunikation. Wenn die alltägliche Bedeutung von Wörtern verschwunden ist, wenn bestimmte Gegenstände nicht mehr erkannt werden und dadurch »neu« geworden sind, wenn er mitten im Satz nicht mehr weiß, was er sagen wollte, werden die Sinnesorgane in viel stärkerem Maße als vorher als »Erkenner« der ihn umgebenden Welt funktionieren müssen. Die Hände müssen einen Gegenstand erst berühren und befühlen, um (wieder) erkennen zu können, was er bedeutet oder wozu er dient. Die Augen sind dann wie die eines Entdeckungsreisenden, der von einer Verwunderung in die andere fällt, weil er die Dinge, die er sieht, nicht erkennt oder nicht einordnen kann. Tasten, riechen und schmecken sind für den dementen Menschen Instrumente, mit denen er den Kontakt zur Außenwelt aufrecht erhält. Wenn ein Alzheimerpatient sich immer weniger auf seine geistigen Kräfte verlassen kann, ist er dazu gezwungen, sich stärker auf die Wahrnehmungen seiner Sinnesorgane zu stützen. Er muß hören, sehen, fühlen, riechen und schmecken, um überleben zu können. Er muß langsam auf den nonverbalen »Piloten« umschalten.

Wichtig

Der demente Mensch geht immer »sinnlicher« (von sinnlichen Wahrnehmungen aus) mit seiner Umgebung um. Seine nachlassenden geistigen Kräfte führen fast von selbst dazu, daß Anfassen zu einem lebenswichtigen Kontaktmittel wird.

Bedürfnisse und Kommunikation

Auch wenn die Möglichkeiten eines Menschen zur Selbstverwirklichung, zur eigenen Wertschätzung und der Wertschätzung anderer oder zur Liebe vergangen sind, bleiben noch einige Grundbedürfnisse übrig. Es handelt sich dabei nicht nur um die physiologischen Bedürfnisse wie Essen, Trinken, Schlafen, Stuhlgang, Bewegung und Sexualität, sondern auch um das Bedürfnis nach Sicherheit und Geborgenheit. Demente Menschen werden diese Bedürfnisse in immer stärkerem Maße nonverbal ausdrücken, je weiter die Erkrankung fortschreitet. In diesem Prozeß ist die Berührung das beste Kommunikationsmittel.

Jeder Mensch will seine Grundbedürfnisse erfüllen. Wie er aber seine eigenen Bedürfnisse zeigt und befriedigt und wie er auf die Bedürfnisse anderer reagiert, hängt nicht nur vom Alter bzw. der Generation und der Kultur ab, zu der jemand gehört, sondern ist auch von Mensch zu Mensch verschieden. Ob man nun ein dementer Alzheimerpatient ist oder ein Betreuer und Pfleger.

Generationsunterschiede

Menschen sind u.a. auch das Produkt der Zeit, in der sie aufwachsen. Sie unterliegen dem Zeitgeist sowie kultur- und ortsgebundenen Werten und Normen. Abhängig von der Generation, zu der sie gehören, werden sie ihre allgemein menschlichen Bedürfnisse in einer für diese Zeit, diese Kultur und diesen Ort passenden Weise ausdrücken. So sind zum Beispiel die Auffassungen über Beziehungen, über Ausgehen, die Ehe, Homosexualität und Selbstbefriedigung an Zeiten und Gesellschaftsformen bzw. Kulturen gebunden. Früher galt es als verpönt, wenn ein Mädchen einem Jungen den Hof machte. Heute ist es fast allgemein akzeptiert, daß Frauen sich in dieser Hinsicht »aktiver« verhalten, ohne gleich als Flittchen bezeichnet zu werden. Früher galt es als unmännlich, wenn ein Mann öffentlich sein Bedürfnis nach Zuneigung und Wärme zeigte. Heute sehen viele es sogar als Vorteil, wenn sie ihre Gefühle äußern können. Heute kommt es häufiger vor als früher, daß Kinder ihre Eltern nackt sehen. Nacktheit in der Familie, aber auch im Fernsehen und Kino findet eine breitere Akzeptanz und wird als normaler angesehen als früher. War Freikörperkultur früher etwas Exotisches, ist sie heute so weit verbreitet, daß sich sogar die Ferienindustrie darauf einstellt. Dennoch gibt es in unserer Zeit noch viele ältere Ehepaare, die einander noch nie nackt gesehen haben und die in der Öffentlichkeit auch nie zärtlich zueinander sind. Früher gab es vieles, »über das man nicht sprach«. Heute stoßen wir an jeder Straßenecke auf die »Safer-Sex«-Kampagne der Aids-Bekämpfung. Mit anderen Worten: Die ältere Generation ist mit anderen Werten und Normen als die heutige Jugend aufgewachsen. Im allgemeinen könnte man sagen, daß junge Leute heute normaler und freier mit ihrem Körper umgehen als noch vor 30 Jahren.

Frühere Erfahrungen

Menschen sind darüber hinaus das »Produkt« ihres individuellen Lebenslaufes. Nicht nur das Elternhaus und die Familie, in der man aufwächst, sondern auch der spätere Partner prägen die Art und Weise, in der allgemein menschliche Bedürfnisse erfahren und ausgedrückt werden. Der persönliche Umgang mit Intimität und Sexualität hängt auch vom Verhalten des Partners ab. Wichtig ist auch, was sich alles in der Entwicklungsstufe zwischen Kindheit und Jugend abgespielt hat. Wenn diese Entwicklungsphase zum Beispiel durch Inzest, Zwang oder Vergewaltigung gestört wurde, kann dies dazu führen, daß jemand durch Berührungen und körperliche Annäherung blockiert wird.

Aber es liegt nicht nur an sexueller Gewalt, wenn sich jemand auf der Gefühlsebene – also auch in seiner Sexualität – nicht ausgewogen entfalten kann. Ursachen dafür können auch schwere Minderwertigkeitsgefühle, affektive Vernachlässigung (fehlende Zuwendung) oder gesellschaftliche Isolation sein. Affektive Vernachlässigung kommt zum Beispiel häufig in sehr großen Familien und im intellektuellen Milieu vor. Bei gesellschaftlicher Isolation kann an Nonnen und Priester gedacht werden, an unverheiratete Lehrerinnen und Krankenschwestern, an reiche Kinder, die nie teilen gelernt haben, an arme Kinder, die nie Zeit zum Spielen hatten und die Familie schon früh finanziell unterstützen mußten, an Kinder mit chronischen Krankheiten und an Töchter, die schon von Kind an dazu bestimmt wurden, bei den Eltern zu bleiben, um diese im Alter zu versorgen. Bei vielen Dementen, die heutzutage von Betreuern und Pflegern versorgt werden, haben diese Aspekte eine Rolle gespielt und sonst auch ihre Entwicklung und ihr heutiges Verhalten mit beeinflußt.

Unterschiede zwischen Männern und Frauen

Es läßt sich schwer feststellen, inwiefern Unterschiede zwischen den Geschlechtern in der Weise, in der bestimmte Bedürfnisse geäußert werden, mit biologischen oder Erziehungsunterschieden verbunden sind. Im letzteren Fall werden Unterschiede zwischen Mann und Frau natürlich auch durch die Zeit und Kultur, in der jemand heranwächst, mitbestimmt. Es wird manchmal behauptet, daß eine insgesamt gute partnerschaftliche Beziehung für Frauen, in stärkerem Maße als für Männer, Voraussetzung für befriedigenden sexuellen Kontakt ist. Andere bestreiten das. Es kann aber nicht bestritten werden, daß in der älteren Generation, in der es noch keine Schwangerschaftsverhütung gab und das Thema größtenteils tabu war, Frauen durch sexuelle Aktivität größere Risiken eingingen als Männer. Es ist durchaus wahrscheinlich, daß das Risiko einer unerwünschten Schwangerschaft die Lust der Frau an einer sexuellen Beziehung vor der Ehe negativ beeinflußte. Unerwünschte Schwangerschaften in der Ehe jedenfalls rufen bei vielen Frauen Widerstände hervor, die oft heute noch in ihren Äußerungen durchklingen. Frau Meier aus dem ersten Kapitel ermahnt Rita fast täglich, keinem Mann zu vertrauen: »Es sind doch alles Betrüger, und jeder will nur das eine.« Für ältere Frauen von heute waren allerdings auch die Wechseljahre keine einfache Zeit, trotz der Erleichterung, nicht mehr schwanger werden zu können. Sie fühlten sich verbraucht, ausgelaugt und abgeschoben. Das klingt auch in den Worten von Frau Meier durch, die manchmal zu Rita sagte: »Paß bloß auf! Wenn du erst mal 40 bist, tauscht er dich sowieso gegen zwei von zwanzig ein.«

Ob Männer und Frauen schon von Geburt an wesentliche Unterschiede in ihren affektiven und sexuellen Bedürfnissen aufweisen, kann nicht mit Sicherheit gesagt werden. Vielleicht bringt uns die Zukunft, nach einigen Generationen der Emanzipation, mehr Gewißheit. Die älteren Frauen von heute sind, was die Entfaltung ihres Gefühlslebens angeht, aber einen ganz anderen Weg gegangen als die Männer der gleichen Generation.

Auch in der erotischen Literatur stößt man auf Unterschiede. Beschreibungen der sexuellen Gefühle von Frauen durch Frauen skizzieren ein anderes Bild als Beschreibungen durch Männer. Das Gleiche gilt umgekehrt. Männliche Sexualität, mit den Augen einer Frau gesehen, unterscheidet sich von männlicher Sexualität aus der Sicht des Mannes. Diese Unterschiede treten auch in der Pflege und Betreuung hervor. Bei dementen Frauen beobachten Betreuer und Pfleger im allgemeinen mehr Schamgefühl beim Waschen und Ausziehen im Beisein anderer als bei dementen Männern. Vor allem, wenn es sich um einen männlichen Betreuer oder Pfleger handelt. Demente Männer dagegen zeigen vor Pflegerinnen und Krankenschwestern wenig Hemmungen.

Nonverbale Kommunikation

Wie wir bereits mehrere Male gesagt haben, kommt der Berührung als Kontakt- und Kommunikationsform zwischen Dementen und den Menschen, die sie versorgen, im weiteren Verlauf der Erkrankung eine immer größere Bedeutung zu. Dies ist eine Folge der zunehmenden Abhängigkeit, die den Versorgenden gewissermaßen dazu zwingt, den dementen Patienten immer häufiger zu berühren. Andererseits wird im Verlauf der Krankheit die Berührung zum wesentlichen Kommunikationsmittel für den verwirrten älteren Menschen selbst. Und drittens bleibt der Demente auch in seiner Krankheit ein Mensch mit menschlichen Bedürfnissen. Er erfährt und äußert diese Bedürfnisse in einer Weise, die u.a. durch Geschlechtsunterschiede, durch Wertvorstellungen aus seiner Jugend und durch seine Lebensgeschichte geprägt worden sind. Dies gilt auch für die Weise, wie der Demente die Berührung des Betreuers oder Pflegers erlebt. Sowohl bei der praktischen Versorgung von dementen Menschen als auch als Möglichkeit, sie noch zu »erreichen«, ist nonverbale Kommunikation für Betreuer und Pfleger ein wichtiges und nicht selten das einzige Mittel zum Kontakt. Aber auch für die Versorgenden gilt, daß ihre Art, mit Berührung und Intimität umzugehen und ihr Ausdruck zu geben, von der Geschlechtszugehörigkeit, den Zeitumständen und der eigenen Biographie abhängt. Es macht also schon etwas aus, von wem man versorgt wird; nicht alle Pfleger sind gleich.

Kommunikation: sich ausdrücken und andere interpretieren

Jeder von uns ist schon einmal mit einem Mißverständnis konfrontiert worden. Man sagt etwas, aber meint es nicht so, oder was man sagt, wird falsch verstanden. Es ist nicht immer einfach, genau auszudrücken, was man meint. Richtig interpretieren, was der Gesprächspartner meint, kann genauso schwer sein. Manchmal sind die Folgen solcher Mißverständnisse unbedeutend, aber manchmal haben sie nicht zu übersehende Konsequenzen. Dies gilt vielleicht in noch stärkerem Maße für nonverbale Kommunikation, bei der die Körper- oder Gebärdensprache eine wichtige Rolle spielt. Der Wunsch, berührt zu werden oder selbst zu berühren, ist oft direkt erkennbar. Zum Beispiel, wenn jemand weint und ein anderer legt ihm tröstend den Arm um die Schulter. In manchen Situationen ist klar, was mit einer Berührung gemeint ist, in anderen nicht. Auch nonverbale Kommunikation kann daher zu Mißverständnissen führen.

Die Bedeutung von Intimität

Intimität kommt vom Lateinischen »intimus«. Das ist die zweite Steigerungsstufe, also der Superlativ, von »in« und bedeutet »am meisten nach innen«, etwa in der Bedeutung »am weitesten bis hinter die Verteidigungslinie durchgedrungen« oder, wenn es das Wort gäbe, »am innerlichsten«. Man könnte sich das in etwa so vorstellen: ein Mensch ist von verschiedenen Zonen umgeben. Eine äußere Zone für oberflächliche Kontakte, eine mittlere Zone für tiefergehende Kontakte und schließlich die innerste Zone. Diese Zone kann man als die letzte und innerste Verteidigungslinie sehen. Dahinter ist man wehrlos. Dort vertraut man sich bedingungslos einem anderen an. Natürlich spielt dabei auch der konkrete Abstand, den man in Zentimetern und Metern ausdrücken kann, eine Rolle. Aber das ist nicht immer das Wesentliche. Das äußere Betasten, ja sogar die innere Untersuchung des Körpers durch einen Arzt findet im allgemeinen in der Zone für oberflächliche Kontakte statt. Beim Waschen des Patienten sucht der Versorgende im allgemeinen einen warmen und beruhigenden, aber keinen persönlichen Kontakt.

Der Begriff »Intimität« wird heutzutage fast ausschließlich mit Sexualität verbunden, vor allem bei unerwünschten sexuellen Annäherungsversuchen. Das Abstoßende ist dabei nicht so sehr die Tatsache, daß es sich um Sexualität handelt, sondern daß man die Integrität des anderen mißachtet, daß man seine Grenzen nicht respektiert. Gerade auf sexuellem Gebiet ist der Respekt vor den Grenzen des anderen wichtig und wesentlich. Bei fortschreitender Demenz nun gehen die Zonen ineinander über, verwischen sich die Grenzen zwischen innen und außen. Auch beim Betreuer und Pfleger können sich aufgrund seiner emotionalen Anteilnahme am Dementen die sexuellen Grenzen verschieben. Wer viel gibt, ist einfach empfindlicher und wehrloser. Aber auch ohne intensive Anteilnahme am Leben des anderen kann dieser plötzlich und unerwartet die eigene Verteidigungslinie durchbrechen. Geschieht dies mit Absicht, dann ist es gemein und unmoralisch. Innerhalb eines Pflegeverhältnisses geschieht es meist unbeabsichtigt.

Was will Herr Ulrich damit ausdrücken, wenn er nach einer Schwester greift, weshalb tut er das? In der Erzählung von Monika Hermann wird deutlich, daß dieses »Greifen« auf verschiedene Weise gedeutet werden kann: eine Stütze suchen, wenn man das Gleichgewicht verliert, ein Ausdruck der Zuneigung, Verlangen nach Nähe und Intimität, sexuelles Verlangen usw. In der Geschichte zeigt sich auch deutlich, daß die Haltung der Schwestern von ihrer Interpretation der Situation, von der Bedeutung, die sie ihr verleihen, abhängt. Ihre Reaktion hängt natürlich auch von den Umständen ab, zum Beispiel, ob Herr Ulrich völlig unerwartet und total unvorbereitet nach ihnen greift oder ob er ein guter Bekannter ist. Wichtig dabei ist auch, ob er die Schwester dabei für seine Frau hält. Dann wird das Festhalten für die Schwester oder Pflegerin schon viel verständlicher und vielleicht akzeptabler. Und ihre abwehrende Reaktion: »Nein, Hans, jetzt lieber nicht« klingt ihm eventuell vertraut in den Ohren.

Wenn man sich besser kennt

Bleiben wir noch etwas beim obigen Beispiel. Für die meisten Schwestern war das unerwartete Festhalten eine unerwünschte Intimität. Eine Ausnahme dabei war die Schwester, die ihn schon länger kannte. Zwischen Herrn Ulrich und ihr bestand offensichtlich schon eine gewisse Vertrautheit aufgrund der Tatsache, daß sie aus dem gleichen Dorf kamen und gewissermaßen die gleiche Sprache sprachen. Vielleicht beurteilte diese Schwester sein Verhalten deshalb anders als ihre Kolleginnen. Die Interpretation solcher Situationen bleibt eine schwierige Sache: Sucht er nur Halt beim drohenden Fallen? Sind es Annäherungsversuche aufgrund sexueller Lustgefühle? Will er Zärtlichkeit und Wärme? Hat er Angst und sucht er die Nähe des anderen, weil er Sicherheit braucht? Und suggeriert nicht die Pflegesituation selbst, mit der immer stärker werdenden körperlichen Nähe, Intimität? Je länger Betreuer und Pfleger mit dementen Menschen umgehen, desto besser können sie das Verhalten ihres Patienten einordnen. Wenn man erst kurz bei einem Dementen arbeitet, ist noch keine Bindung und schon gar keine Vertrautheit und Intimität entstanden. Jede Berührung, jede Gebärde oder jeder körperliche Kontakt mit dem Patienten erfährt der Betreuer oder Pfleger dann eher als unerwünschte Vertraulichkeit. Im zweiten Teil von Monikas Erzählung ist aber unverkennbar von Sexualität die Rede.

Sexuelle Handlungen und Reaktionen

Wie ist die Erektion von Herrn Ulrich zu verstehen? Ist es Absicht, oder ist sie eine Folge der Reizung in einer bestimmten Situation? Entstehen seine sexuellen Gefühle dadurch, daß er nackt im Bett liegt und gewaschen wird? Oder durch Harndrang? Wie man darauf reagiert, hängt davon ab, inwiefern man Herrn Ulrich dafür verantwortlich macht und welche Erfahrungen man selbst auf diesem Gebiet gemacht hat. Wenn man als Betreuerin oder Pflegerin zum ersten Mal mit einer solchen Situation konfrontiert wird, kann einen das ganz schön in Verlegenheit bringen. Wobei nicht auszuschließen ist, daß Herr Ulrich ganz unbeabsichtigt in diese Situation geraten ist. Die Sache kann ihm äußerst peinlich sein, vor allem, weil Fremde dabei sind und er mehr Last als Lust empfindet.

- Ein weiterer Aspekt in der beschriebenen Situation ist das Masturbieren. Als Betreuer oder Pfleger kann man sich in manchen Situation mißbraucht fühlen oder kann man den Eindruck bekommen, daß Demente die Situation ausnutzen. Es gibt auch noch andere Erklärungen: Bei sexuellen Gefühlen oder sexueller Stimulation ohne Partner kommt es oft vor, daß man sich selbst befriedigt. Herr Ulrich handelt vielleicht aus Gewohnheit und merkt wegen seiner Krankheit gar nicht, daß er die Schwestern damit schockiert. Es kann eine Angewohnheit sein, die auf Einsamkeit, Langeweile oder Schlaflosigkeit zurückzuführen ist. Es kann mit einem Gefühl der Verwirrung zu tun haben, die einem auch den eigenen Körper fremd macht, oder mit einem machtlosen Versuch, zu fühlen, daß man noch lebt.

- Bei Frauen kommt oft die Selbstbetastung vor, neben den eben genannten Gründen auch, um ein Gefühl der Kälte zu vertreiben. Dieses »Fingern« wird dann manchmal zu einem Automatismus, der der eigenen Wahrnehmung entgeht und der oft tage- und nächtelang durchgeführt wird. Auch das bringt Betreuer und Pfleger in Verlegenheit. Es riecht unangenehm, sieht nicht gerade ästhetisch aus und ruft Schamgefühle hervor. Es kann hilfreich sein, wenn man sich der Tatsache bewußt ist, daß diese sexuelle Aktivität dementer Männer und Frauen nichts mit dem Betreuer oder Pfleger zu tun hat. Es bleibt aber eine peinliche Erfahrung, Zeuge solcher Situationen sein zu müssen. Auch Monika, die bestimmt schon viel Lebens- und Arbeitserfahrung hat und sich selbst als »nüchtern« bezeichnet, empfindet in einer solchen Situation Scham. Es ist durchaus möglich, daß allein schon der Anblick die Intimität und Integrität des Pflegers und Betreuers verletzt. Sei es auch nur durch ein stellvertretendes Schamgefühl: Nicht auszudenken, daß man selbst einmal so dasitzt oder -liegt.

Erwünschte und unerwünschte Intimität

Wie wir schon mehrmals betont haben, ist ein Patient mit Alzheimer oder einer anderen Krankheit, die Demenz zur Folge hat, im Laufe der Zeit immer stärker auf die Fürsorge anderer angewiesen. Dies zwingt den Pfleger oder Betreuer zu großer körperlicher Nähe und starkem Körperkontakt, bei dem sich beide Parteien viel berühren: zum Beispiel bei der Hilfe während dem Baden, Waschen, Anziehen und Gehen. Wenn auf beiden Seiten noch kein starkes emotionales Band und keine Vertraulichkeit besteht, kann das häufige Berühren eine Intimität suggerieren, die es (noch) nicht gibt. Mit den Worten einer Pflegerin gesagt: »Als Schwester faßt man alles an. Das hat manchmal seine Konsequenzen bei dem, den man pflegt.« Dies bedeutet, daß Betreuer und Pfleger manchmal mit Überraschungen konfrontiert werden, wenn sie erst kurze Zeit bei einem Pflegebedürftigen arbeiten, der stark von der Hilfe anderer abhängig ist. Die professionelle Beziehung hat sich dann noch nicht entwickeln können. Anders liegt die Sache, wenn die Hilfsbedürftigkeit und damit die Abhängigkeit des Patienten langsam zugenommen hat. Die professionelle Beziehung besteht dann schon lange und die Vertrautheit und Intimität hat sich entwickelt. In einer solchen Situation ist es für beide Parteien fatal, wenn die Sorge für einen Dementen von einem anderen übernommen wird.

Wichtig

In diesem Zusammenhang sollte auch vor der leichtfertigen Übernahme unschuldiger Vertraulichkeiten durch einen anderen Betreuer oder Pfleger gewarnt werden, wie zum Beispiel der Übernahme von Kosenamen oder vertraulichen Anreden. Betreuer und Pfleger, die dies einfach von anderen oder von einander übernehmen, verkennen die Intimität, die diesen Handlungen zugrunde liegt und die nur langsam wachsen und entstehen kann.

Mißverständnisse

Gerade in einer Vertrauensbeziehung ist die Gefahr groß, daß körperliche Intimität zwischen Dementen und denen, die sie versorgen, bei beiden zu Mißverständnissen führt. Der intensive körperliche Kontakt kann auch beim Betreuer und Pfleger erotische Gefühle hervorrufen, die sich dann vielleicht nicht wirklich auf den älteren Menschen richten, obwohl dieser die nonverbalen Signale auffängt. Vielleicht sind diese Gefühle Projektionen des Pflegers oder Betreuers, vielleicht irrt sich auch nur sein Chemiehaushalt. Und nicht auszuschließen ist natürlich, daß sich auch jüngere Menschen in Ältere verlieben können. In einer professionellen Beziehung sind solche Dinge ausgeschlossen, und der gesunde Menschenverstand reguliert das schon. Aber es kann für einige Verwirrung sorgen. Vor allem, weil solche Gefühle für einen selbst und für die Umgebung inakzeptabel sind. Deshalb verschweigt man sie lieber, auch vor sich selbst. Aber das ist gerade die Schwierigkeit: Gefühle, die man zu unterdrücken versucht, suchen sich einen anderen Ausweg.

Aber auch, wenn Versorgende keine solchen Gefühle haben und nichts Derartiges ausstrahlen, kann ein dementer Patient in Verwirrung geraten und die Situation falsch interpretieren. Handlungen, die eigentlich ganz anders gemeint sind, erhalten dann schnell eine sexuelle Bedeutung. Für den Dementen hat das unter Umständen zur Folge, daß der Betreuer oder Pfleger Abstand nimmt.

- Während die fortschreitende Demenz, wie wir schon gesehen haben, den verwirrten älteren Menschen früher oder später in eine emotional äußerst instabile Situation bringen kann, erhält er immer weniger Zeichen der Zuneigung. Der Weg zu Zärtlichkeit und Nähe wird blockiert. Der Nebel um ihn herum wird immer dichter, und ihm bleiben immer weniger Menschen, an denen er sich festhalten kann.

- Dazu kommt noch, daß viele ältere Menschen nie gelernt haben, ihr Bedürfnis nach Zärtlichkeit und körperlicher Nähe anders auszudrücken als auf sexuelle Art. Ihre Handlungen und Gebärden können von den Pflegenden oft gar nicht anders als mit sexueller Annäherung interpretiert werden, obwohl hinter dem Verhalten des Dementen vielleicht eine ganz andere Bedeutung oder Absicht steckt.

- In vielen Fällen ist bei einer deutlichen sexuellen Intention gar nicht der Betreuer oder Pfleger gemeint, sondern der Kranke sieht in diesem den Ehemann oder die Ehefrau. Keine Übertragungssituation, sondern eine reine Personenverwechslung. Oder es liegt eine Übertragungssituation vor, wobei die Tatsache, daß einem der Partner fehlt und man nach ihm verlangt, auf den Betreuer oder Pfleger projiziert wird und zwar oft – unbeabsichtigt – in sexueller Form. Das bedeutet natürlich nicht, daß die Absichten eines Dementen, der einem Betreuer oder Pfleger gegenüber obszöne Gebärden und Wörter verwendet, zu Mißverständnissen zu führen brauchen. Ein solches Verhalten läßt schließlich an Deutlichkeit nichts zu wünschen übrig. Obszöne Sprache wird übrigens häufig zur Kompensation von Statusverlust oder Minderwertigkeitsgefühlen verwendet. Ein Betreuer oder Pfleger mit einer hohen Toleranzschwelle hat es da leichter. Für die meisten Versorgenden bleibt es aber eine, die persönliche Integrität angreifende, unangenehme Situation. Am besten ist es, ein solches Verhalten nicht zu beachten. Aber man sollte es auf jeden Fall mit Kollegen oder anderen besprechen.

Unerwünschte Intimitäten

Das Thema »unerwünschte Intimitäten« hat heutzutage für Betreuer und Pfleger seinen früheren Tabu-Charakter fast völlig verloren. Das liegt unter anderem an der gesellschaftlichen Anerkennung dieses Problems und am allgemeinen Bewußtsein dafür. Im allgemeinen ist die Toleranzgrenze bei Pflegepersonal von dementen älteren Menschen ziemlich hoch. Zu Beginn einer fürsorglichen Beziehung ist man vorsichtig und fragt man sich, was der Demente genau meint. Betreuer und Pfleger verhalten sich dann zurückhaltend und abwartend. Wenn sie den Dementen besser kennen und vor allem, wenn sie gelernt haben, mit ihren eigenen Emotionen umzugehen, können sie ihm auf die Dauer die Wärme und Intimität geben, die der Demente beim Betreuer oder Pfleger sucht, obwohl die Wahl seiner Ausdrucksweise vielleicht nicht immer glücklich ist.

In ihrer beruflichen Situation gehen Versorgende oft viel weiter als im normalen sozialen Umgang. Betreuer und Pfleger geben unumwunden zu, daß sie sich schämen würden, wenn sie das Verhalten, das sie sich dementen Menschen gegenüber erlauben, auch außerhalb ihrer Arbeit, zum Beispiel im Bus, an den Tag legen würden. »Dementen Menschen gegenüber mache ich manchmal Sachen, die ich normalerweise nicht so schnell tun würde, zum Beispiel schmusen und kuscheln oder jemanden einfach so umarmen.«

Wer ergreift die Initiative?

Betreuer und Pfleger spüren auf die Dauer sehr genau, ob der demente Patient einfach Nähe und Wärme sucht oder ob es um sexuelle Bedürfnisse geht. Für viele Betreuer und Pfleger ist es dabei wichtig, bei wem die Initiative liegt. Bei manchen gilt: je deutlicher um Wärme gebeten wird und je stärker sich dieser Wunsch zeigt, desto weniger sind sie geneigt, darauf einzugehen. Sie wollen selbst die Gebenden sein, und nicht diejenigen, die nur Wünsche und Bedürfnisse anderer erfüllen. Es sind daher meist die Versorgenden selbst, die die Initiative zum vertraulicheren Verhalten, zum Beispiel zum Streicheln oder Umarmen, ergreifen. Man überläßt dies lieber nicht dem Dementen. Das ist eigentlich bedauerlich, denn viele Menschen können viel mehr von sich selbst geben, wenn sie andere streicheln oder umarmen, als wenn sie selbst gestreichelt oder umarmt werden. Das gilt sowohl für ältere als auch für jüngere Menschen. Auch dabei spielen Lebensgeschichte, Generations- und Geschlechtszugehörigkeit, aber vor allem auch die Auffassungen über Alter und Sexualität eine wichtige Rolle.

Alter und Sexualität

Wohl in allen Generationen können Kinder sich schwer vorstellen, daß ihre Eltern zusammen schlafen und sexuellen Kontakt miteinander haben. Junge Menschen glauben von sich selbst, daß sie bis ins hohe Alter sexuell aktiv sein werden, aber sie können kaum glauben, daß alte Menschen noch miteinander schlafen. Es herrscht die weitverbreitete Meinung: »Alte Menschen haben keine sexuellen Gefühle mehr.« Ein gutes Beispiel dafür sind die Reaktionen von Pflegepersonal auf den niederländischen Film »Liefde op leeftijd« (»Liebe im Alter«) von W. Ouwerkerk aus dem Jahre 1982, in dem die Liebesgeschichte zwischen Karl (70) und Margret (69) im Mittelpunkt steht. Der Film zeigt in einer langen Szene unverhüllt das Liebesspiel der beiden. Pfleger und Betreuer nehmen häufig Anstoß an solchen Bildern. Ein Teil dieses Widerstandes ist ohne Zweifel erklärlich. Nicht jeder fühlt sich frei genug, um mit anderen über Sexualität zu sprechen und sich gemeinsam die entsprechenden Bilder anzusehen. Für viele wird damit die eigene Integrität verletzt. Wenn es sich zudem noch um ältere Menschen handelt, von deren Sexualität man Zeuge sein muß, kann man sich als Voyeur fühlen. Dieses Gefühl wird oft noch durch die Tatsache verstärkt, daß die eigenen Eltern, die etwa im gleichen Alter sind wie die Personen im Film, die Tür zum Schlafzimmer für die Kinder immer fest verschlossen hielten. Die meisten Pfleger und Betreuer tun sich schwer mit Bildern von »betagter Leidenschaft« und erkennen, daß sie bei ihrer Arbeit lieber übersehen, daß alte Menschen Lust an Sex haben können. »Daß zwischen zwei alten Menschen noch so etwas Schönes aufblühen kann, das sich nicht auf Händchenhalten beschränkt, überrascht mich«, formulierte eine Pflegerin es einmal.

Werte und Normen

Wie man mit sexuellen Gefühlen umgeht, ist sowohl für Versorgende als auch für Demente eine ganz persönliche Sache. Deshalb wird die Diskussion schwierig, wenn sie sich darauf zuspitzt, in welcher Weise man dementen Menschen Gelegenheit zu sexuellem Verhalten bieten sollte. Der eine findet, daß Hilfe bei sexueller Befriedigung ein Teil seines Pflegeberuf sei, der andere meint, daß das nicht zu seiner Aufgabe gehöre und anderen überlassen werden sollte – Menschen zum Beispiel, die dies berufsmäßig und in liebevoller und einfühlender Weise tun, ohne dabei die eigenen Grenzen zu überschreiten. Ein Dritter hat auch dagegen große grundsätzliche Einwände. Außerdem können die Familienangehörigen anderer Meinung sein als das Pflege- oder Altersheim. Kinder können das Triebleben ihrer (dementen) Eltern unwichtig oder sogar unmoralisch finden und jede Hilfe dabei als intolerabel zurückweisen. Andere wiederum, die freier denken, können sich am strengen Regime eines Heimes stören, das nur auf die rein körperliche Versorgung ausgerichtet ist. Der eine fühlt sich vielleicht betrogen, wenn der demente Ehepartner seine Lust mit anderen befriedigt, der andere ist froh darüber, daß der Demente in seiner unzugänglichen Welt eine Freundin oder einen Freund gefunden hat.

Die eigene Entwicklung von Betreuern und Pflegern, ihre eigenen Erfahrungen, ihre eigenen Normen und Werte sind ein wichtiges Element bei ihrem Umgang mit Sexualität und Intimität. Dabei ist auch immer ein anderes Spannungsfeld mit im Spiel: das Spannungsfeld zwischen den persönlichen und den professionellen Normen und Werten.

- Solange die persönlichen Normen und Werte mit den professionellen übereinstimmen, herrscht Harmonie und wird es kaum Probleme geben. Ist dies aber nicht der Fall, so entsteht ein Konflikt. Ein Betreuer oder Pfleger kann die sexuellen Annäherungsversuche einer dementen alten Frau vielleicht eher verstehen, wenn sie Witwe ist. Wenn Selbstbefriedigung ein akzeptierter Teil der eigenen Sexualität ist, akzeptiert ein Betreuer oder Pfleger es wahrscheinlich auch leichter bei einem dementen Patienten.

Über unerwünschte Intimitäten reden

Pfleger und Betreuer von dementen älteren Menschen sind häufig »Handgreiflichkeiten« ausgesetzt, über die sie erschrecken. Sie werden dann mit der Frage konfrontiert, ob sie das akzeptieren können oder vielleicht sogar akzeptieren müssen. Weil sie das Benehmen des Dementen nicht immer verstehen oder einordnen können, wird ein solches Verhalten meistens als »unerwünschte Intimität« bezeichnet, noch bevor überhaupt darüber nachgedacht wurde, ob diese Bezeichnung richtig ist. Andere Bedeutungen sollten jedenfalls nicht zu schnell ausgeschlossen werden. Dabei ist es hilfreich, mit anderen über solche Situationen zu sprechen. Der folgende Leitfaden könnte dabei eine Hilfe sein:

- Sprich dich erst einmal aus. Sprich über deine Gefühle. Denke darüber nach, welche Gefühle das Verhalten des dementen Patienten bei dir hervorruft. Es kann sein, daß du verschiedene, einander widersprechende Gefühle hast und daß das Verhalten nicht bei jedem die gleichen Gefühle hervorruft. Versuche dann, so konkret und genau wie möglich zu beschreiben, was genau vorgefallen ist. Versuche, dich auch in den Dementen hineinzuversetzen und nachzufühlen, was er unter den gegebenen Umständen fühlt.

- Dabei solltest du immer von der Annahme ausgehen, daß der Demente intensiv an dem teilnimmt, was mit ihm geschieht. Es ist nicht auszuschließen, daß in seinem Verhalten das Bedürfnis nach Zärtlichkeit, Sicherheit, Halt, Schutz, Trost usw. eine Rolle spielen.

- Frage dich dann, inwiefern der Demente projiziert. Inwiefern kann es sich hier um eine Übertragungssituation handeln, die sich aus dem Lebenslauf und der Persönlichkeit des Patienten erklärt? Oder handelt es sich um eine Personenverwechslung, die auf die Desorientierung des Dementen zurückzuführen ist?

- Stelle dir zum Schluß auch die Frage, ob es sich nicht um Gegenübertragung handeln kann – nämlich, ob du nicht etwa selbst Aspekte deines Lebenslaufes und deiner Persönlichkeit auf den Dementen projizierst. Manchmal sieht man im Pflegling mehr als nur den Patienten und es werden Gefühle wach, die mit der professionellen Beziehung und der gesellschaftlichen Moral schwer in Einklang zu bringen sind. Es kann auch sein, daß es dem Betreuer oder Pfleger schwerfällt, sich nonverbal und körperlich gegenüber dem Dementen zu äußern.

Nicht jeder Pfleger ist in der Lage, dem Dementen das zu bieten, was er braucht. Schließlich ist jeder Betreuer oder Pfleger aufgrund seiner eigenen, einzigartigen Lebenserfahrung anders für die Arbeit ausgerüstet.

Grenzen

Als Betreuer und Pfleger hat man auch Rechte. Man braucht nicht alles zu akzeptieren. Wann werden diese persönlichen Grenzen der eigenen Normen und Werte überschritten? Wann sind diese Grenzen wichtiger als das Wohlbefinden des dementen Patienten? Es ist nicht leicht, darauf eine allgemeingültige Antwort zu geben. Das ist von Situation zu Situation verschieden, wie auch jeder Demente und jede Beziehung mit einem dementen Patienten verschieden ist. Es ist in den meisten Fällen wenig sinnvoll, in Begriffen von »richtig« oder »falsch« zu denken. Es bringt mehr, wenn man sich immer wieder neu einer bestimmten Situation stellen kann und diese objektiv zu beurteilen versucht. Es hilft auch, wenn man sich bewußt macht, daß man nicht immer allen Dingen auf den Grund zu gehen braucht, daß man nicht alles weiß und auch nicht alles erfährt. Mit anderen darüber sprechen, sich über deren Erfahrungen, Gefühle und Handlungsweisen informieren, kann bei der Festlegung der eigenen Grenzen eine große Hilfe sein.

Wir haben bisher über die »unerwünschte« Intimität gesprochen, die der Betreuer oder Pfleger durch den intensiven körperlichen Kontakt mit einem von ihm abhängigen dementen Menschen erfahren kann. Es kommt aber auch vor, daß der Demente selbst die durch seine Abhängigkeit notwendig gewordene Vertraulichkeit und Intimität als unerwünschte Intimität erfährt. Vor allem dann, wenn in einem fortgeschrittenen Stadium der Demenz durch die fehlende Lernfähigkeit jede Situation für ihn fremd und neu ist. Es ist wichtig, daß man sich als Betreuer oder Pfleger der Tatsache bewußt ist, daß die Macht in einer solchen Situation ungleich verteilt ist: Der Betreuer oder Pfleger kann sich zurückziehen, kann weggehen, wenn es ihm zuviel wird; der Demente fühlt sich in den meisten Fällen der Anwesenheit anderer ausgeliefert, und ihm bleiben nur Scham oder Aufbegehren.

Den dementen Patienten schützen

Manchmal ist das Pflegepersonal eines Heimes Zeuge der sexuellen Wünsche eines gesunden Partners dem dementen Partner gegenüber oder stellen sie sexuelle Annäherungsversuche eines Zimmernachbarn an eine demente alleinstehende ältere Dame fest. Dabei stellt sich die Frage, inwiefern der Demente noch frei entscheiden kann. Außerdem spielt die Frage eine Rolle, ob Machtmißbrauch im Spiel ist oder eventuell sogar gegen den Willen des Dementen gehandelt wird. Wenn zwischen dem Betreuer und Pfleger und dem Dementen eine Vertrauensbeziehung besteht, kann der Pfleger meist recht gut einschätzen, ob der Demente mißbraucht wird. Das Pflegepersonal hat in solchen Situationen eine wichtige Überwachungsfunktion. Es gehört zu seiner Aufgabe, in solchen Fällen über den Leiter des Heims den Hausarzt zu informieren.

Sexuelle Enthemmung

Manchmal wendet sich der gesunde Partner mit Klagen über das sexuelle Verhalten des Dementen an das Pflegepersonal. Zum Beispiel, daß der Demente in der Öffentlichkeit Fremden gegenüber sexuell gefärbte Bemerkungen oder sogar sexuelle Aufforderungen macht. Oder er klagt darüber, daß der demente Partner plötzlich in sexueller Hinsicht so hohe Anforderungen stellt, daß man seinen Wünschen nicht mehr entsprechen kann oder nicht mehr will. In manchen Fällen kann bei Demenz auch eine sexuelle Enthemmung auftreten. Sexuelle Impulse erhalten dann in allen möglichen Situationen freien Lauf und werden nicht mehr beherrscht. Der Demente ist nicht mehr in der Lage, auf die abweisenden Reaktionen des anderen adäquat zu reagieren. Solche Fälle erfordern eine nähere Untersuchung durch Spezialisten. Wenn diese Verhaltensstörung durch eine Störung der Gehirnfunktion verursacht wird und andere dadurch seelischen Schaden erleiden, können die sexuellen Impulse eventuell über Medikamente unterdrückt bzw. reguliert werden. Behandlung mit Medikamenten schützt in diesen Fällen nicht nur die Umgebung des Dementen, sondern auch ihn selber. Es sei hier jedoch ausdrücklich erwähnt, daß nicht jeder sexuelle Annäherungsversuch eines Dementen, etwa zwischen zwei alten Menschen in einem Altersheim, sofort mit Medikamenten behandelt oder unterdrückt werden sollte.

Die Nöte des gesunden Partners

Der Partner eines dementen älteren Menschen hat es besonders schwer. Jeder Außenstehende wird Verständnis dafür haben, daß es alle möglichen praktischen Probleme zu bewältigen gibt und daß es nicht so einfach ist, mit der entstandenen Situation umzugehen. Die emotionalen Probleme, die auftreten, sind für Außenstehende, ja manchmal sogar für die direkten Familienangehörigen und Freunde, viel weniger sichtbar und viel weniger deutlich. Nehmen wir nur einmal die Tatsache, daß der gesunde Partner »verwitwet«. In der Regel verliert der gesunde Partner seine Stütze und seinen Halt, seinen geliebten Partner und Kameraden, und mit ihm auch seinen »Bettgenossen«. Es kann eine emotionale und körperliche Notsituation entstehen, in der der gesunde Partner die verschiedensten Gefühle auf den Betreuer und Pfleger projiziert. Dabei bleibt es manchmal nicht bei der Suche nach Intimität und Vertraulichkeit, sondern es kann auch zu sexuellen Annäherungsversuchen kommen. Es ist durchaus möglich, daß der gesunde Partner sich dieser Tatsache überhaupt nicht bewußt ist. In der traurigen Situation, in der er sich befindet, kann ihn die Jugend und Frische eines jüngeren Pflegers oder Betreuers im Haus tief berühren. Sollte dies zu unerwünschten Intimitäten führen, dann sollte der Betreuer oder Pfleger schon den ersten Ansatz dazu sofort unterbinden. Wie beim Dementen kann auch in dieser Situation durch Gebärden, Stimme und Mimik soviel deutlich gemacht werden, daß der andere die Nachricht begreift, ohne daß er gekränkt wird oder sich zu schämen braucht.

Kapitel 8
Aggression: Wut und Verzweiflung

Fallbeispiel

»Dauernd schlägt und kratzt sie mich.«

»Wenn er seine Hemdsärmel hochkrempelte, um abzuwaschen, fielen mir schon merkwürdige Flecken auf. Aber ich kam nicht im Traum darauf, daß sie von seiner Frau stammen könnten. Als er dann schließlich eines Tages ein blaues Auge hatte und ich ihn fragte, ob er gefallen sei, fing er plötzlich zu weinen an. Mir war ganz merkwürdig zumute.« Vom ersten Tag ihrer Tätigkeit bei der Familie Reinhardt an war Eva ganz gerührt von der Besorgtheit Herrn Reinhardts um seine Frau. Sie war schon seit Jahren Alzheimerpatientin. Ihr Zustand war schlecht; sie vergaß alles, konnte sich kaum verständlich machen, spukte nachts im Haus herum und verschwand auch schon einmal, wenn sich die Möglichkeit bot, nach draußen. Sie war schon einige Male von der Polizei nach Hause gebracht worden. Aber von Herrn Reinhardt hörte man nie Klagen. Bis zu dem Tag, an dem Eva sich nach seinem blauen Auge erkundigte. »Hinterher fühlte ich mich wie vor den Kopf geschlagen, weil ich es nicht eher bemerkt hatte. Nach und nach kam die ganze Geschichte ans Tageslicht. Im Grunde lief es darauf hinaus, daß Frau Reinhardt ihren Mann von Zeit zu Zeit nicht mehr erkannte. Das passierte vor allem morgens, wenn er ihr beim Waschen und Anziehen helfen wollte. Sie fing plötzlich an zu schlagen, zu kneifen oder zu schimpfen. Am schlimmsten fand er, daß sie ihn auch manchmal kratzte. Er hatte das nicht verdient. Er hatte sie immer geliebt und sich immer von Herzen bemüht, gut für sie zu sorgen. Aus einem Gefühl heraus, an ihr Verrat zu begehen, hatte er sich nie getraut, etwas zu erzählen.« Obwohl Eva ihm glaubte, hatte sie doch ihre Bedenken bei der Geschichte. Sie selbst hatte noch nie bemerkt, daß Frau Reinhardt aggressiv sein konnte. Daß sie ihren Mann schlug, der immer so sanftmütig mit ihr umging, konnte Eva sich eigentlich nicht vorstellen.

Bis sie schließlich selbst einmal damit konfrontiert wurde. Herr Reinhardt mußte zum Arzt und hatte Eva gebeten, seiner Frau beim Aufstehen und Anziehen behilflich zu sein. Gegen zehn würde er wahrscheinlich wieder da sein. »Nach seiner Erzählung verhielt ich mich ein wenig vorsichtig. Anfangs deutete nichts darauf hin, daß es schiefgehen konnte. Frau Reinhardt lag im Bett, schaute mich mit großen freundlichen Augen an und ließ sich von mir bereitwillig zum Waschbecken führen. Ich verstand zwar nicht, was sie sagte, konnte ihr aber anmerken, daß sie sich wohl fühlte. Als sie sich dann aufs Bett setzte und ich ihr beim Anziehen helfen wollte, fing sie an, sich zu sträuben. Aber weil davor alles so gut gegangen war, paßte ich weniger gut auf als am Anfang. Es passierte, als ich mich bückte, um ihr die Strumpfhose anzuziehen: Sie stieß mich plötzlich so kräftig zurück, daß es weh tat. Ich bin furchtbar erschrocken. Ich weiß noch, daß mein erster Gedanke war: Was hab' ich bloß falsch gemacht? Aber dann wurde ich richtig böse und habe sie ausgeschimpft.«

Als Herr Reinhardt vom Arzt zurückkam, tat Eva, als sei nichts passiert. Auf seine Frage, ob alles gut gegangen sei, antwortete sie beruhigend, aber im Grunde fühlte sie sich schuldig, daß sie seine Frau angeschrien hatte.

Erst nach dem Abendessen, als sie vor dem Fernseher saß, fand Eva den Mut, um es ihrem Mann zu erzählen. Aber als er mit Reaktionen kam wie »Was denkt die sich eigentlich?« und »Warum suchst du dir keine andere Arbeit?« tat es ihr sofort leid. Am folgenden Morgen bat sie als erstes um ein Gespräch mit ihrer Chefin, das noch am gleichen Tag stattfand. »Ich möchte gerne mit Ihnen über die Familie Reinhardt sprechen« hatte sie das Gespräch eröffnet, »aber nur unter der Bedingung, daß es keine Konsequenzen für Frau Reinhardt hat. Ich möchte nicht schuld daran sein, daß sie in ein Pflegeheim eingewiesen wird.«

Es kommt vor, daß sich Alzheimerpatienten und andere demente ältere Menschen aggressiv verhalten. Wie ihre Betreuer und Pfleger damit umgehen, hängt unter anderem von der Intensität der

Beziehung ab, die zwischen ihnen und dem Dementen besteht. Wichtig dabei ist, ob der Demente oft launisch oder ungeduldig ist und ob es schon immer schwierig war, Kontakt mit ihm zu bekommen, oder ob der Betreuer oder Pfleger auch rührende, nette oder selbst humorvolle Momente mit seinem Patienten erlebt. Wenn bei aggressivem Verhalten auch nur der leiseste Verdacht der Absicht besteht oder wenn aggressives Verhalten plötzlich auftritt, wird das den Umgang ungemein erschweren. Dabei fällt auf, daß beim Betreuer oder Pfleger die unterschiedlichsten Gefühle wach werden können: Wut, Angst, Ohnmacht.

Muß man es erst selbst erlebt haben, bevor man glaubt, was andere über aggressives Verhalten erzählen? Nach der überraschenden und emotionalen Entladung von Frau Reinhardt ist Eva immer noch nicht ganz überzeugt. Ihr kommt nicht einmal der Gedanke, daß Frau Reinhardts Reaktion etwa auf unangemessenes Verhalten ihres Mannes zurückzuführen sei. Er ist so liebenswürdig und kümmert sich rührend um sie, findet Eva. Wenn es ihr schließlich selbst passiert, erschreckt sie zwar, schließt aber nicht aus, daß sie selbst etwas falsch gemacht hat. Das ist gar nicht so erstaunlich, denn mit Aggression, die offenbar ohne jeden Anlaß auftritt, können viele Menschen auch im normalen täglichen Leben nicht gut umgehen.

Betreuer und Pfleger, die bei dementen Menschen zu Hause oder in einem Altersheim arbeiten, haben mit aggressivem Verhalten oft Mühe. »Daran gewöhnt man sich nie.« Sie bringen es in Besprechungen und Unterhaltungen mit Kollegen auch nicht schnell und leicht zur Sprache, aber oft zeigt sich gerade dann, daß fast jeder schon einmal damit Erfahrungen gemacht hat. Unter aggressivem Verhalten wird sehr Verschiedenes verstanden: vom einfachen Wegschieben bis zum Schimpfen und Schlagen. Das ruft bei den Betreuern und Pflegern nicht nur sehr verschiedene, sondern auch äußerst komplexe Gefühle hervor. Der eine fühlt sich gekränkt und gedemütigt, der andere wird böse. Der eine bekommt Angst, der andere fühlt Mitleid, aber auch Ohnmacht und Angst. Manchmal hängen die Intensität der Reaktion auf das aggressive Verhalten und die Schwierigkeit, darüber zu sprechen, mit den persönlichen Erfahrungen des Versorgenden in der Privatsphäre zusammen.

Wichtig

Das Kernproblem beim aggressiven Verhalten eines dementen Menschen ist meines Erachtens die Tatsache, daß dieses Verhalten dazu führt, daß der Betreuer oder Pfleger einerseits auf Distanz geht, und zwar sowohl physisch (»gleich haut er/sie wieder«) als auch psychisch (»mit dem/der will ich lieber nichts zu tun haben«), während er andererseits nur zu gut weiß, daß Nähe vermitteln absolut notwendig ist. Man kann dem Dementen, der fast total von anderen abhängig ist, ja nicht einfach seinem Schicksal überlassen. Um den gestörten Kontakt mit dem dementen Patienten wieder aufzubauen, ist es absolut notwendig, ihm auch körperlich ganz nahe zu sein.

Die Ursachen von aggressivem Verhalten

Die Wörterbuchdefinition des Begriffs »aggressiv« lautet: angriffslustig, streitsüchtig, herausfordernd, aufdringlich. Im allgemeinen bezeichnet man damit ein Verhalten, das anderen körperlich oder geistig schadet. Dieses Verhalten kann in den verschiedensten Varianten auftreten: verbal (schimpfen, fluchen), mit Gebärden (drohen, eine Faust machen, sich an die Stirn tippen) oder in Form körperlicher Gewalt (schlagen, spucken, kneifen, stoßen, kratzen oder treten). Außerdem sind unterschiedliche Grade der Heftigkeit und des Ernstes zu unterscheiden.

Wir kennen einige Ursachen, die die Herkunft bzw. den Hintergrund aggressiven Verhaltens erklären können: Aggression kann ein Persönlichkeitsmerkmal sein, es kann eine Reaktion auf Frustration sein, auf Unsicherheit, auf die Aggressivität eines anderen oder eine direkte Folge einer Gehirnveränderung. Diese fünf Ursachen werden im folgenden näher erläutert.

Aggression als Persönlichkeitsmerkmal

Hier wird aggressives Verhalten damit erklärt, daß jeder Mensch mit einer gewissen Dosis an Aggression geboren wird. Im Laufe des Lebens lernt der Mensch, daß aggressives Verhaltens sozial nicht akzeptabel ist. Diese Aggression, über die im Grunde jeder von uns verfügt, braucht aber ab und zu eine Entladung. Sozial akzeptable Formen aggressiven Verhaltens sind dabei u.a. sportliche Aktivitäten, Spiele mit Wettkampfcharakter und »Entspannung«, z.B. durch Filme, in denen aggressives Verhalten gezeigt wird. Wenn sich die aufgebaute Aggression in einer inakzeptablen Weise zeigt, zum Beispiel wenn jemand seine aggressiven Neigungen im Umgang mit anderen nicht zügeln kann, sprechen wir von einer Störung der psychischen Funktion. Darüber hinaus wird die aggressive Art des Menschen auch durch die soziale Umgebung eines Menschen in seiner Jugend beeinflußt. Aggressivität kann sich auch durch Beispiele und Vorbilder von anderen in seiner direkten Umgebung entwickeln; man denke dabei nur an das Beispiel aggressiver Familienmitglieder, mit denen sich ein Kind identifiziert. Ein älterer Bruder etwa, der immer durch aggressives Verhalten seinen Willen durchsetzen konnte; oder ein soziales Milieu, in dem aggressives Verhalten oft vorkam und allgemein akzeptiert wurde.

Ein dementer Mensch kann sich also aggressiv verhalten, weil es ein Merkmal seiner Persönlichkeit ist und er sich sein Leben lang schon so verhalten hat. Die Biographie dieser Person kann in diesem Fall für den Betreuer oder Pfleger recht aufschlußreich sein. Würde diese Erklärung für Frau Reinhardt zutreffen, dann könnte Eva am aggressiven Verhalten ihrer Patientin nichts ändern. Die gesellschaftliche Norm, daß aggressives Verhalten nicht toleriert werden kann, ist bei der dementen Frau Reinhardt bedeutungslos geworden. Sie kann daher ihre aggressiven Neigungen, die ein Merkmal ihrer Persönlichkeit sind, nicht länger unterdrücken. Die Aggression kann sich frei entfalten. Wenn Eva weiß, daß es in der Natur von Frau Reinhardt liegt, so zu reagieren und aggressives Verhalten ein fester Bestandteil des Verhaltensrepertoires der Patientin ist, hilft es ihr zu akzeptieren, daß sie nichts daran ändern kann. Eva kann dann einsehen, daß die Aggression Frau Reinhardt überfällt, und daß sie sich nicht persönlich angegriffen zu fühlen braucht. Es hilft ihr dabei, dieses Verhalten jedenfalls nicht unnötigerweise auf sich selbst zu beziehen.

Aggression als Reaktion auf Frustration

Eine weitere Ursache für aggressives Verhalten ist Frustration. Frustration ist das Gefühl, das entstehen kann, wenn man nicht erreicht, was man will, wenn man enttäuscht wird oder wenn etwas mißlingt. Der eine »verinnerlicht« diese Frustration, er reagiert darauf zum Beispiel mit körperlichen Reaktionen wie Streß oder Apathie. Ein anderer reagiert »nach außen«, das heißt, er läßt seine Frustration in Form von aggressivem Verhalten an anderen aus. Wir sehen diese Art der Aggression häufig bei Alzheimerpatienten im Frühstadium. Der Patient wird immer wieder mit seinen Grenzen konfrontiert und ist sich nur zu gut der Tatsache bewußt, daß seine körperlichen und geistigen Kräfte nachlassen und er immer weniger kann als er will. Das aggressive Verhalten tritt dann als Folge des Bewußtseins eines Verlustes auf, des Bewußtseins nämlich, daß man die Wirklichkeit nicht länger im Griff hat und der Gang der Dinge sich dem eigenen Einfluß zu entziehen beginnt.

Falls diese Erklärung für Frau Reinhardt zutrifft, kann Eva das aggressive Verhalten ihrer Patientin vielleicht beeinflussen. Sie könnte, wo dies möglich ist, die Ursache von Frau Reinhardts Frustration suchen und wegnehmen. Zum Beispiel, indem sie ihr, wenn sie Schwierigkeiten mit der Formulierung ihrer Worte hat, nur Fragen stellt, die sie mit »ja« oder »nein« oder sogar nur mit einem Kopfschütteln oder -nicken beantworten kann. Obwohl die Gefahr des »Überfragens« gleichfalls zu Frustrationen und damit zu aggressivem Verhalten führen kann, sollte man sich aber auch davor hüten, zu wenig zu fragen, da dies eine zwar gut gemeinte, aber übertriebene Art des Schutzes ist. Wichtig ist, daß man versucht, unnötige Frustrationen zu vermeiden. Dies ist vor allem in der Anfangsphase der Krankheit schwierig, da demente ältere Menschen oft nicht wahrhaben wollen oder nicht deutlich machen können, daß sie mit der Situation, in der sie sich befinden, nicht fertig werden.

Aggression als Reaktion auf Unsicherheit

Aggressives Verhalten kann auch auftreten, wenn Menschen sich unsicher und bedroht fühlen. Im zweiten Kapitel wurde ausführlich darauf eingegangen, daß Alzheimerpatienten und andere demente ältere Menschen sich unsicher fühlen können, weil sie mit »Kopf und Bauch« an dem teilnehmen, was mit ihnen geschieht und sich in ihnen vollzieht. Der Rückgang der geistigen Fähigkeiten führt sie langsam, aber sicher in eine andere Bewußtseinswelt. Dies kann dazu führen, daß sie sich manchmal, oder auch ständig, verwaist, heimatlos, mutterseelenallein und von allen verlassen fühlen. Es ist bekannt, daß manche Menschen aggressiv reagieren, wenn diese Unsicherheit von Dauer ist. Diese Aggression läßt sich am besten mit einer bestimmten Phase des Trauerprozesses nach einer tiefgreifenden Verlusterfahrung vergleichen. Die Aggression des Dementen ist dann eine Reaktion auf ein Gefühl des Verlustes und nicht auf eine Erkenntnis des Verlustes.

Wenn Eva bei Frau Reinhardt von dieser Erklärung ausgeht, könnte sie Möglichkeiten suchen, die dazu beitragen, daß Frau Reinhardt sich weniger unsicher fühlt. Oft hilft dabei nähevermittelndes Verhalten, also wenn der Betreuer oder Pfleger körperlich ganz in der Nähe und somit sinnlich wahrnehmbar und erreichbar ist. Es kann auch sein, daß sich das Gefühl der Unsicherheit bei Frau Reinhardt erst dann verliert, wenn Eva länger in der direkten Nähe ihrer Patientin bleibt. Das ist nicht immer möglich; es beweist aber, wie wichtig es ist, daß die Fürsorge und Pflege für einen Alzheimerpatienten möglichst einer einzigen Person anvertraut wird. Eva könnte auch zu verhindern versuchen, daß das aggressive Verhalten als Reaktion auf ihr eigenes Handeln auftritt. Denn aggressives Verhalten wird bei Dementen häufig morgens beim Waschen und Anziehen beobachtet. Dann wird der Demente plötzlich mit einem Übermaß an abrupten Bewegungen konfrontiert; er kann diese nicht verarbeiten, verliert seinen Halt und fühlt sich unsicher. Aggression ist hier also seine Art des Protestes.

- Das Verhalten des dementen Menschen kann noch komplexere Gründe haben, da, wie wir oben gesehen haben, ein neuer Verlust alte, unverarbeitete Verlustgefühle wiederbeleben kann. Auch hier spielen wieder die Persönlichkeit und der persönliche Lebenslauf eine wichtige Rolle. So kann ein Mensch aggressiv werden, wenn er in seinem Leben mehr Enttäuschungen und Frustrationen erlebte, als er verarbeiten konnte. Wenn ein Alzheimerpatient sich früher oft unsicher fühlte, ist die Chance groß, daß das durch die Demenz entstehende Gefühl der Heimatlosigkeit und Entfremdung das aggressive Verhalten verstärkt. In unserem Fall würde das bedeuten, daß Frau Reinhardt unverarbeitete Gefühle aus der Vergangenheit auf ihre neue Situation projiziert und überträgt.

Vergleichbares ist auch in der folgenden Situation der Fall: Frau Scholl hatte immer die Angewohnheit, Marlies anzuherrschen. Marlies konnte das überhaupt nicht verstehen. Sie hatte schon einige Male mit ihrer Chefin und ihren Kollegen darüber gesprochen und angedeutet, daß dieses Verhalten sie bedrückte. Sie fing an, sich schuldig zu fühlen, und grübelte ständig darüber nach, was sie wohl falsch machte. Denn warum herrschte Frau Scholl immer nur sie an? Als Erika einmal den Dienst von Marlies bei Frau Scholl übernahm, erfuhr sie zufällig von einer Nachbarin, daß Frau Scholl eine Tochter hatte, eine große blonde Frau, wie Marlies, aber daß Mutter und Tochter schon jahrelang zerstritten waren und die Tochter ihre Mutter nie besuchte. Da Marlies dieser Tochter von Frau Scholl ziemlich ähnlich sah, ging Erika ein Licht auf: Frau Scholl projizierte also das schlechte Verhältnis zu ihrer Tochter, wahrscheinlich verstärkt oder verursacht durch die starke äußere Ähnlichkeit, auf Marlies. Deshalb wurde beschlossen, daß Erika und Marlies die Familien, in denen sie arbeiten, tauschen.

Aggression als Reaktion auf Aggression

Aggressives Verhalten kann auch eine Reaktion auf aggressives Verhalten anderer sein. Wenn man angegriffen wird oder sich bedroht fühlt, wehrt man sich oder greift selber an. Manchmal kann das Verhalten eines Betreuers oder Pflegers den Dementen zu aggressivem Verhalten veranlassen. Anlaß dazu kann alles mögliche sein. Weil der Betreuer oder Pfleger noch viel zu tun hat und auch noch andere Patienten besuchen muß, sagt er vielleicht ungeduldig, daß der Demente sich beeilen soll. Oder er zwingt ihn, endlich seinen Arm durch den Pulloverärmel zu stecken, wenn es nach mehrmaliger Aufforderung nicht von selbst geht. Oder der Ton wird als beleidigend wahrgenommen, obwohl man es gut meint.

Falls Eva von dieser Erklärung ausgeht, könnte sie im Umgang mit ihrer Patientin darüber nachdenken, wie Frau Reinhardt ihr Verhalten erlebt. Dabei wäre zu beachten, wann genau Frau Reinhardt sich aggressiv verhält. Im geschilderten Fall war das beim Anziehen der Strumpfhose. Hatte das vielleicht etwas mit der gebückten Haltung von Eva zu tun? Oder konnte Frau Reinhardt nichts an ihren Beinen vertragen? Oder wurde ihr einfach alles zuviel, erst Aufstehen, dann Waschen und dann auch noch Anziehen mit den ständig sich verändernden Haltungen und Bewegungen? Eva könnte versuchen, zunächst einmal Frau Reinhardts Unterleib im Bett zu waschen und ihr dort schon die Strumpfhose anzuziehen und sie erst dann mit zum Waschbecken zu nehmen; oder sie könnte Frau Reinhardt nach dem Aufstehen und Waschen erst noch eine Zeitlang im Morgenmantel am Frühstückstisch zur Ruhe kommen lassen.

Aggression als direkte Folge einer Gehirnveränderung

Aggressives Verhalten kann auch direkt durch bestimmte Veränderungen und Abweichungen im Gehirn verursacht werden. Das aggressive Verhalten tritt dann gewissermaßen ungesteuert vom Willen der Person auf. Es ereignet sich einfach, ohne jeden Anlaß. Deshalb könnte man dies besser als »aggressive Enthemmung« bezeichnen, in Analogie zur »sexuellen Enthemmung« im vorigen Kapitel.

Das aggressive Verhalten dementer älterer Menschen wird manchmal durch Gehirnveränderungen verursacht. In den meisten Fällen ist dies aber nicht deutlich feststellbar und man muß von Annahmen ausgegehen; vor allem dann, wenn alle anderen Möglichkeiten keine befriedigende Erklärung bieten können.

Wenn Eva im Falle von Frau Reinhardt eine Funktionsstörung des Gehirns unterstellt, kann sie deren Verhalten in keiner Weise beeinflussen oder ändern. Die einzige Möglichkeit wären Medikamente. In sehr schweren Fällen muß, so bedauerlich dies auch ist, der aggressive Demente zeitweise isoliert werden, um sich selbst und andere zu schützen. Es ist fraglich, ob jemand, der ein solches Verhalten an den Tag legt, überhaupt noch zu Hause oder in einem Altersheim versorgt werden kann oder ob es nicht besser wäre, ihn in ein Pflegeheim oder ein psychiatrisches Krankenhaus einzuliefern. Dort kann man mit einem solchen Verhalten umgehen, ohne ihn zu isolieren und ihn damit im Grunde im Stich zu lassen.

Wie Betreuer und Pflegende Aggression erleben

Es ist eine Erfahrungstatsache, daß Betreuer und Pfleger besser mit aggressivem Verhalten von Dementen umgehen können, wenn sie dieses Verhalten »einordnen« bzw. den Grund für dieses Verhalten verstehen können. Wie sie aber auf Aggression reagieren, hängt stark von ihren eigenen Gefühlen und Erfahrungen, also von ihrem persönlichen Lebenslauf ab.

- Betreuer und Pfleger reagieren sehr unterschiedlich auf Aggression. Bei manchen ruft Aggression ein Gefühl der Machtlosigkeit hervor, andere macht es traurig. Der eine Pfleger wird gleich böse und neigt dazu, seinerseits aggressiv zu werden. Der andere bekommt Angst oder gerät sogar in Panik. Wieder andere reagieren lakonisch und sind kaum aus dem Gleichgewicht zu bringen. Sie werden höchstens etwas ungeduldig.

- Es ist durchaus denkbar, daß Gefühle wie Angst, Panik und Bosheit mit Erfahrungen zusammenhängen, die der Betreuer oder Pfleger in seinem Privatleben gemacht hat. Auch für Betreuer und Pfleger gilt, was wir oben für den dementen Patienten festgestellt haben: auch er kann – wie das folgende Beispiel zeigt – in seiner Jugendzeit im Elternhaus oder in seinem sozialen Milieu mit Gewalt konfrontiert worden sein. Eine Schwester traute sich von einem bestimmten Tag an nicht mehr ins Zimmer von Herrn Stein, weil sie, wie sie es selbst formulierte, »eine Heidenangst vor diesem Mann bekam«. Im Gespräch mit ihr stellte sich heraus, daß er an diesem Tag einen wilden Gesichtsausdruck gehabt und versucht hatte, sie zu schlagen. Ihr Vater, der früher sehr jähzornig sein konnte, schaute sie immer genauso an, wenn er wütend auf sie war, und nicht selten bekam sie dann eine Tracht Prügel. Wir haben es hier mit einer typischen Situation der Gegenübertragung zu tun: die Schwester kam in eine Lage, in der sie ihre unverarbeiteten Gefühle aus der Vergangenheit auf den Dementen projizierte und infolgedessen ängstlicher als nötig auf dessen aggressives Verhalten reagierte.

Gemischte Gefühle

Pfleger und Betreuer reagieren, wie gesagt, sehr verschieden auf aggressives Verhalten ihrer Patienten. Darüber hinaus kommt es auch vor, daß ein Betreuer oder Pfleger selbst unterschiedliche und nicht selten sogar widersprüchliche Gefühle hat, wenn sich der demente Patient ihm gegenüber aggressiv verhält. Ein Betreuer oder Pfleger kann sich gekränkt fühlen und Angst bekommen und doch gleichzeitig auch Verständnis haben und Mitleid fühlen. Wenn Betreuer und Pfleger bei aggressivem Verhalten ihrer Patienten ihre Gefühle nicht genau beschreiben können, so ist dies oft ein Zeichen dafür, daß sie gemischte Gefühle hegen. Viele können nur schwer zugeben, daß bestimmte Gefühle in ihnen wach geworden sind, die für sie eine besondere Bedeutung haben. Zum Beispiel Angst- oder Panikgefühle, die man lieber nicht zuläßt, da man sie, sobald man sie einmal erkannt hat, nur schwer unter Kontrolle bekommt. Oder weil Empfindungen wach werden, die einen in der Vergangenheit zu sehr schmerzten, um sie jetzt erneut zuzulassen. Manche Betreuer und Pfleger neigen deshalb dazu, jeden Konflikt zu vermeiden oder ihn herunterzuspielen. Gelingt dies nicht, so wird manchmal soviel eigene Aggression freigesetzt, daß es sie selbst erschreckt. Man braucht dies nur einmal im Leben selbst zu erfahren, um mit allen Mitteln zu verhindern, daß es noch einmal passiert.

Unverarbeitetes altes Leid kommt wieder hoch

Es kann eine Art Selbstschutz gegenüber zu starken negativen Gefühlen sein, wenn Betreuer und Pfleger bei aggressivem Verhalten von Dementen unter allen Umständen versuchen, sich aus allem herauszuhalten (zum Beispiel durch den Wunsch, nicht länger bei diesem Patienten arbeiten zu wollen). Das durch das aggressive Verhalten entstehende Ohnmachtgefühl bezieht der Betreuer oder Pfleger dann auf sich selbst: »Ich mache etwas falsch.« Oder: »Sie mag mich nicht.« Bei tiefergehenden Gesprächen zeigt sich aber häufig, daß sich diese Pfleger nicht nur von ihrem dementen Patienten schnell abgewiesen fühlen, sondern daß sie auch in ihrem Privatleben schwer mit aggressivem Verhalten umgehen können und den Grund meist bei sich selbst suchen. Dabei kann es zu einer Wiederbelebung von früher erlittenem Leid kommen, was, wie wir wissen, zur Gegenübertragung führen kann.

Wenn das emotionale Band fehlt

Betreuer und Pfleger, die mit dem aggressiv reagierenden, dementen Patienten keine gute Beziehung aufgebaut haben oder die bei einem Patienten arbeiten, der immer feindselig, abwehrend oder aggressiv ist, können meist besonders schwer mit diesem aggressivem Verhalten umzugehen. Es gibt Situationen, in denen alle Kontaktmomente bzw. alle Versorgungsmomente zwischen Betreuer oder Pfleger und Dementem bei diesem ein aggressives Verhalten hervorrufen. Ein Pfleger meint dazu: »Ich habe ja keine andere Wahl, aber Spaß macht es nicht gerade.« Leider führt das manchmal dazu, daß der demente Patient in emotionaler Hinsicht keinerlei Kredit mehr bei seinem Betreuer oder Pfleger hat. Hierdurch wird der Kontakt zwischen Pfleger und Patient zusätzlich erschwert. Mutlosigkeit, Desinteresse und sogar Gleichgültigkeit beim Pfleger oder Betreuer könnten die Folgen sein; bezeichnend dafür sind Aussagen wie »Eigentlich bin ich gar nicht erschrocken. Ich fing fast an zu lachen, als er plötzlich so ausfallend wurde.« Eine Aussage wie die folgende: »Natürlich war es mir unangenehm, was da passierte. Aber ich möchte meine Gefühle dadurch nicht zu stark beeinflussen lassen« macht dagegen deutlich, daß das aggressive Verhalten vom Betreuer oder Pfleger leichter akzeptiert wird, weil der demente Mensch offensichtlich emotionalen Kredit bei ihm hat. Barsche und bissige Kommentare oder gar einen Hieb von einem Dementen, den er mag, erträgt ein Betreuer oder Pfleger leichter als von jemandem, den er nicht ausstehen kann.

Wenn das aggressive Verhalten eines Dementen plötzlich und völlig unerwartet auftritt, ist dies für den Betreuer und Pfleger ein erschwerender Umstand. Das gilt auch für die Vermutung, daß der demente Patient wahrscheinlich absichtlich aggressiv reagiert. Dabei spielt es für den Betreuer und Pfleger keine Rolle, ob diese Vermutung begründet ist oder nicht.

Überraschende Attacke Jemand beginnt ganz plötzlich zu schimpfen. Völlig unvorbereitet bekommt man aus heiterem Himmel einen Tritt. Man dreht sich um und bekommt unvermutet eine Ohrfeige. Herrscht in der Beziehung zwischen Pfleger und dementem Patienten eine gewisse Vertraulichkeit und körperliche Nähe, fühlt er sich im Umgang mit dem Dementen vertraut und sicher. Dieses sichere Gefühl mit der sich daraus ergebenden Spontaneität kann dann plötzlich verloren gehen. Der Betreuer oder Pfleger bleibt in Zukunft »in sicherer Entfernung«. Er wird vorsichtig, paßt auf, geht auf Distanz, ist ständig auf der Hut. Während er eigentlich ganz nahe sein möchte, fühlt er sich aus Gründen des Selbstschutzes dazu gezwungen, Abstand zu halten. Dadurch entstehen zwiespältige Gefühle, da man – jedenfalls zeitweise – dazu gezwungen ist, das Vertrauen in den anderen aufzukündigen.

Das war doch Absicht! Der Demente fängt an, zu schimpfen, zu kratzen und zu beißen. Der Betreuer oder Pfleger könnte daraus schließen, daß der Demente das bestehende emotionale Band zertrennt. Bisher handelte er aber auf der Grundlage des gegenseitigen Vertrauens und der entstandenen Vertrautheit und Intimität. Während man Nähe vermitteln will, scheint der andere die Distanz wahren zu wollen, obwohl es dazu eigentlich keinen Anlaß gibt. Erinnern wir uns an Frau Tiefenbach in Kapitel 5: Anfangs scheint es, als würde sie Andrea abweisen. Aber wie wir gesehen haben, ist genau das Gegenteil der Fall.

Dilemma

Mit aggressivem Verhalten umzugehen ist für Betreuer und Pfleger auch deshalb so schwierig, weil es sie mit einem Dilemma konfrontiert: sie geraten in einen Loyalitätskonflikt. In den vorigen Kapiteln wurde ausführlich darauf eingegangen, daß demente Menschen von ihren Betreuern und Pflegern nähevermittelndes Verhalten »verlangen«. Dadurch entwickelt sich auf die

Dauer ein emotionales Band, das schließlich zu einer Art Adoption führen kann und das in den meisten Fällen in eine vertrauliche Beziehung mündet, zu der auch eine gewisse körperliche Intimität gehört. Im Gegensatz dazu zwingt aggressives Verhalten den Betreuer oder Pfleger, oft allein schon aus Gründen des Selbstschutzes, Abstand zu wahren. Nicht nur, um sich körperlich zu schützen, sondern auch, um nicht durch Gefühle der Angst, Panik, Demütigung oder Wut übermannt zu werden. Durch das aggressive Verhalten eines dementen Patienten können Nähe und Distanz miteinander in Konflikt geraten. Dort, wo eigentlich eine immer größere Nähe erforderlich wäre, muß ständig Abstand gehalten werden. Dies kann dem emotionalen Band zwischen Patient und Pfleger schwer schaden oder die Entwicklung eines solchen Bandes beeinträchtigen. Betreuern und Pflegern macht das zu schaffen, weil sie wissen, daß der Demente dann nicht die Hilfe bekommt, die er braucht.

In den seltensten Fällen stecken Betreuer oder Pfleger das aggressive Verhalten ihrer dementen Patienten mühelos weg. Fast immer kommt – wenn auch nur zeitweise – der Wunsch auf, auf Distanz zu gehen. Erschrecken, Angst und Erstaunen lassen viele Menschen oft auch zurückscheuen. Bei aggressivem Verhalten von dementen Menschen stoßen Betreuer und Pfleger an die Grenzen ihres nähevermittelnden Verhaltens, ihrer Fürsorglichkeit und Sorgsamkeit, ihres emotionalen Bandes. Es wirft sie sozusagen auf die Frage zurück, wie weit ihre Verbundenheit mit dem Patienten geht. Da das aggressive Verhalten sie zur Zurückhaltung zwingt, wirken sich die negativen Erfahrungen auch auf die positiven Gefühle und Erfahrungen aus: der Pfleger oder Betreuer gerät in einen emotionalen Zwiespalt. Das ist schwerer zu verarbeiten als der erste Schrecken oder die anfängliche Angst und nicht jeder kommt damit ins Reine.

Mit Aggression umgehen

Mit Kollegen oder dem Chef sprechen ist nötig und wichtig. Nicht nur, um die ersten emotionalen Reaktionen auf das aggressive Verhalten verarbeiten und einordnen zu können, sondern auch, um mit gegensätzlichen Gefühlen ins Reine zu kommen. Dazu braucht man auch die Hilfe anderer. Wichtig dabei ist, daß der Betreuer oder Pfleger Raum und Zeit bekommt, um über seine Erfahrungen zu sprechen, ohne daß sein Gesprächspartner gleich mit Schlußfolgerungen und Lösungen kommt, wie Evas Mann zu Beginn dieses Kapitels. Aber jemandem nur Gehör schenken reicht nicht aus. Es müssen Fragen gestellt werden, die Eva weiterbringen. Fragen, die ihr dabei helfen, ihr Problem möglichst genau zu formulieren. Zum Beispiel: »Was war intensiver: der Schmerz oder der Schreck?« Oder: »Welcher Ausdruck gibt deine erste Emotion am besten wieder: Entsetzen, Demütigung, Angst oder Wut?« Eva hatte schon zugegeben, daß sie zuerst erschrak, sich dann fragte, was sie etwa falsch gemacht habe, und dann erst wütend wurde. Eigentlich eine merkwürdige Reihenfolge. Schrecken und Wut sind reine Emotionen. Sich fragen, was man falsch gemacht hat, scheint eher eine rationale, eine verstandesmäßige Reaktion zu sein. Wir können nicht mit Sicherheit sagen, ob dies bei Eva der Fall war, da der Vorfall nicht weiter besprochen und analysiert wurde.

- Ein kollegialer Gedankenaustausch ist auch dann zu empfehlen, wenn man die Gründe der aggressiven Ausfälle eines dementen Patienten entdecken will. Eine richtige Diagnose stellen ist bei Dementen so gut wie ausgeschlossen; dafür spielen zu viele verschiedene Dinge eine Rolle. Jeder Kollege hat seine eigene Erklärung. Der eine geht vom Lebenslauf des Patienten aus. Der andere hält körperliche Probleme wie Blasenentzündung, Hühneraugen, Verstopfung oder Juckreiz für mögliche Ursachen. Ein Dritter glaubt, daß Streß verursachende Umgebungsfaktoren wie Lärm, Eile oder Überreizung eine Rolle spielen. Aber die Wirklichkeit – und damit auch die Problematik der Aggression dementer Menschen – ist wesentlich komplexer. Dennoch zeigt sich in der Praxis, daß solche Team- oder Gruppenbesprechungen einen positiven Einfluß auf den Umgang von Betreuern und Pflegern mit aggressiven dementen Patienten haben. Obwohl das Gespräch oft wenig konkrete Hilfe bietet, zeigt es doch häufig mehrere Handlungsweisen auf oder macht zumindest deutlich, daß man nicht der einzige mit diesem Problem ist. Dies führt wiederum zur Steigerung der Selbstsicherheit. Bedingung dafür ist allerdings, daß das kollegiale Gespräch in einer konstruktiven Atmosphäre stattfindet. Es geht schließlich nicht um die Feststellung, wer alles am besten weiß, sondern darum, durch Fragen und Zuhören mögliche Lösungen für eine fürsorgliche Beziehung zu finden, die problematisch geworden ist.

Ursachen suchen

Wenn Betreuer und Pfleger sich bemühen, mögliche Ursachen zu finden, können sie auch mehr Verständnis für die Situation des dementen Menschen haben und sich besser in seine Erlebnis- und Erfahrungswelt versetzen. Damit bieten sich für sie Möglichkeiten, das aggressive Verhalten zu verhindern. Der Demente wird nicht zu einem unverstandenen Fremden. Dazu kommt noch, daß der Betreuer oder Pfleger das aggressive Verhalten weniger schnell auf sich bezieht und somit Unsicherheits- und Schuldgefühle geringer werden. Dies wiederum schafft eine Basis dafür, den dementen Patienten doch noch nett, sympathisch, lieb oder rührend zu finden.

- Das heißt nicht, daß ein Pfleger nicht versuchen sollte, aggressives Verhalten zu verhindern oder sich selbst dagegen zu schützen. Wenn man die möglichen Ursachen des aggressiven Verhaltens versteht, kann man den Dementen besser als Mensch in seiner Schwachheit akzeptieren. Das emotionale Band zwischen Betreuer und Patient wird dann weniger stark belastet.

- Unartikuliertes und grobes Schreien eines Dementen, der die richtigen Worte nicht mehr finden kann, wird vom Betreuer oder Pfleger eher akzeptiert, wenn er weiß, daß die Unfähigkeit sich auszudrücken ein Gefühl der Ohnmacht erzeugt. Ein Pfleger sollte auch wissen, daß Aggressivität oft durch unverarbeitete Emotionen aus der Vergangenheit erzeugt werden kann. Wie oben erwähnt, akzeptieren Betreuer und Pfleger von dementen Patienten viel mehr – auch in bezug auf aggressives Verhalten – als von anderen Menschen im normalen täglichen Arbeitsalltag oder im Privatleben.

Weniger äußere Reize bieten

Bei fast allen Ursachen von Aggression spielen externe Reize eine Rolle, wenn sie auch in den meisten Fällen eher Anlaß als Ursache sind. Manchmal verliert der demente Patient allein schon durch die Anwesenheit oder eine harmlose Handlung des Betreuers oder Pflegers die Kontrolle über sich selbst. Im allgemeinen wissen Betreuer und Pfleger nicht, wieviel Unruhe sie mit ihrem Auftreten für andere verbreiten. Wenn sie sprechen, tun sie gleichzeitig allerlei Dinge, die nichts mit dem Gesprächsthema zu tun haben. Sie stellen zum Beispiel die Vase vom Tisch, um den Tisch decken zu können, und fragen gleichzeitig, ob ihr Patient zur Toilette muß. Sie helfen einem Alzheimerpatienten beim Schuheanziehen und rufen gleichzeitig über die Schulter einem Kollegen etwas zu. Ihre Handlungen und Bewegungen sind schnell und effizient, und ein Alzheimerpatient oder ein anderer verwirrter älterer Mensch kann ihnen nicht so rasch folgen. In der Umgebung von dementen Menschen empfiehlt es sich, diese energische und dynamische Ausstrahlung etwas zu zügeln.

Wichtig

Wenn ein Patient aggressiv zu werden droht oder schon aggressiv ist, bietet ein möglichst »reizarmes« Verhalten des Betreuers oder Pflegers die besten Möglichkeiten, die Aggression oder deren Eskalation zu vermeiden und die Ruhe wieder herzustellen.

Was ist »reizarmes Verhalten«?

Im folgenden nennen wir einige Merkmale reizarmen Verhaltens:

- Flüssige und träge Bewegungen.
- Eine ruhige Stimme, oft etwas tiefer als die normale Tonhöhe und ohne Stimmerhebung.
- Einfache Sätze wie: »Was haben wir denn da?«, »Nur immer mit der Ruhe«, »Gar nicht so einfach, finden Sie nicht?«. Sie sind nicht als Ermahnungen gemeint, sondern formen gewissermaßen eine beruhigende Hintergrundmusik.
- Man kann auch versuchen, alle erforderlichen Handlungen in kleine übersichtliche Abschnitte aufzuteilen, zum Beispiel

beim Aufstehen helfen: als erstes Augenkontakt herstellen oder sich anschauen lassen, dann die Hand oder den Arm reichen und warten, bis der Patient ihn ergreift, danach erst fragen, ob der andere aufstehen will, mehr mit Gebärden und Mimik und weniger mit Worten ausdrücken.

- Bei Schimpfen, Schelten oder bei Vorwürfen versuchen, ruhig zuzuhören, ohne zu widersprechen, eventuell sogar zustimmend nicken. Die Zustimmung gilt dann natürlich nicht den Vorwürfen, sondern dem Gefühl, das sie verursacht.
- Oder einfach keinen Kommentar zu aggressivem Verhalten geben, nicht nach Gründen fragen und keine bestrafenden oder belehrenden Dinge sagen.

Das ist nicht einfach. Noch schwieriger ist es, dabei dem anderen nicht das Gefühl zu geben, daß man ihn für dumm hält. Wenn man als Betreuer oder Pfleger spürt, daß man nur einen Trick gebraucht und den Patienten nicht mehr ernst nimmt, geht man besser kurz weg. Wenn man zurückkommt, sieht man die Situation wahrscheinlich wieder objektiver. Außerdem ist es wichtig, daß andere, Kollegen oder Familienangehörige, sich nicht einmischen und damit zusätzliche Reize verursachen. Sie sollten besser außerhalb des Blickfeldes des aggressiven Dementen bleiben.

Aggression gegen andere

Manchmal stellen Betreuer und Pfleger direkt oder indirekt fest, daß sich der Partner oder eines der Kinder dem Dementen gegenüber aggressiv verhält. Manchmal ist die Situation umgekehrt, und sie müssen aggressives Verhalten des Dementen anderen gegenüber mit ansehen. Für die beteiligten Familienangehörigen ist dies meist eine traurige und für sie unbegreifliche Konfrontation. Nehmen wir als Beispiel die Mutter, die früher jeden Streit schlichtete und jeden Konflikt vermied, und die von ihren Kindern jetzt fast nicht wiedererkannt wird, weil sie ständig schimpft und flucht. »So war sie nie, das ist nicht mehr unsere Mutter«, hört man sie entschuldigend sagen. Eine solche Situation ist für den Betreuer oder Pfleger oft leichter zu ertragen, als wenn er selbst das Opfer aggressiven Verhaltens ist, denn er kann jetzt andere trösten und ermutigen und mit ihnen gemeinsam, eventuell mit Hilfe Dritter, den Anlaß oder die Gründe für das aggressive Verhalten suchen. Die erste Situation – aggressives Verhalten dem Dementen gegenüber – ist oft wesentlich schwieriger zu meistern. Im allgemeinen identifizieren sich Betreuer und Pfleger mit dem Schwächsten, also mit dem Opfer. Auch wenn sie das aggressive Verhalten des Familienmitgliedes verstehen können (weil der Partner zum Beispiel aus Ohnmacht und Enttäuschung heraus schreit und schlägt, da ein langes gemeinsames Leben oder eine gemeinsame Zukunft für ihn verlorengeht), kann von Akzeptanz keine Rede sein, da sich der Demente nicht wehren kann. Es ist ein ungleicher Kampf. Es ist daher keine leichte Aufgabe, dies mit den Familienangehörigen zu besprechen. Dazu muß man den richtigen Ton, den richtigen Augenblick und die richtige Methode treffen. In den meisten Fällen ist es deshalb besser, nicht gleich auf die Situation zu reagieren, sondern erst einmal die eigenen Gefühle unter Kontrolle zu bekommen. Wie man dann auf die Situation reagiert und ob man dies allein tut oder gemeinsam oder nach Rücksprache mit Dritten, hängt auch ganz davon ab, ob es sich um einen einmaligen Vorfall oder systematische Aggression handelt.

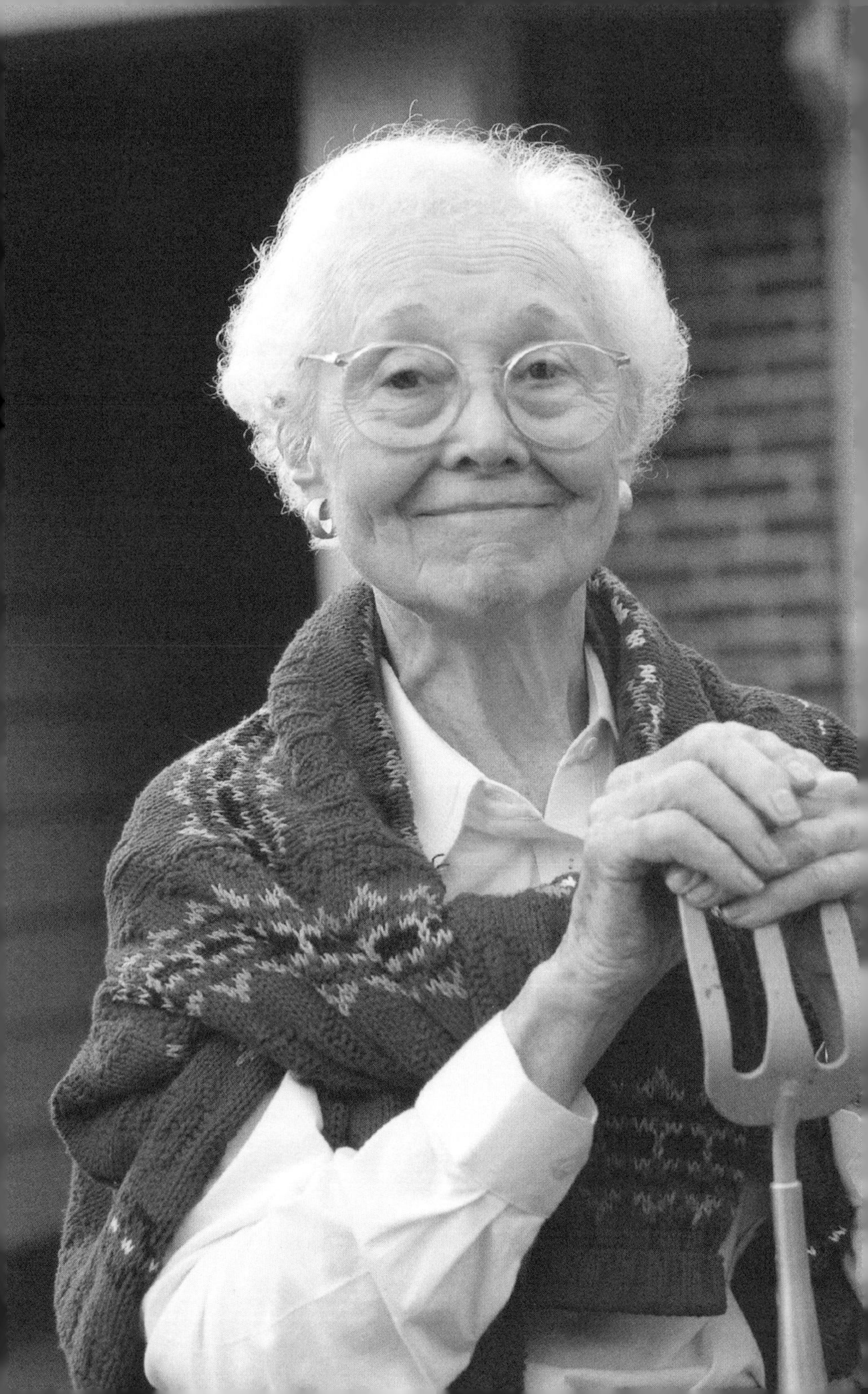

Heute und morgen

Bei der Betreuung von verwirrten älteren Menschen bringen Familie und Pflegekräfte außer ihrer Vergangenheit auch ihre Zukunft ein. Von der wissen alle nur eins: Es kommt die Zeit, in der dieser Lebensabschnitt abgeschlossen sein wird. Aber der heutige Tag entscheidet mit, wie Betreuer und Pflegende auf diese Zeit und auf die Begegnung mit dem Dementen zurückblicken werden.

Kapitel 9
Die Zukunft vorbereiten

Fallbeispiel

»Wenn sie sich nur helfen ließe!«

Erika arbeitet schon seit Jahren in Familien mit Alzheimerpatienten. »Im Laufe der Jahre habe ich gelernt, was ich mit den Familienangehörigen besprechen kann und was nicht. Zu Anfang merkte ich zum Beispiel gar nicht, daß ich bei einem Patienten viel mehr erreichen konnte als die Familienmitglieder. Ich machte einfach meine Arbeit und dachte kaum darüber nach, was sich die Familienangehörigen dabei dachten. Erst später wurde mir immer deutlicher bewußt, was es wohl für einen Partner bedeuten mußte, daß mir Dinge gelangen und ihm oder ihr nicht.«

Erika hat festgestellt, daß sie – obwohl ihre Hilfe in praktischen Dingen sehr geschätzt wird – von den Familienangehörigen oft mit Argusaugen beobachtet wird. Als Außenstehender dringt man plötzlich in die Intimität einer Familie ein. Und nicht nur das. Ob man will oder nicht, wird man auch Beobachter und Zuschauer bei einer langjährigen Beziehung mit allen dazugehörigen Verhaltensmustern. Dazu kommt noch, daß die Familienangehörigen oft mit ansehen müssen, daß sich die eigene Ehefrau, der Ehemann, der Vater oder die Mutter einer Fremden anvertraut und sie ins Herz schließt. »Sie sind natürlich froh, daß man hilft, sie tun sich aber schwer damit, wenn man eine Beziehung zueinander entwickelt«, sagt Erika dazu. »Vor allem zu Anfang macht man es nach Ansicht der Familie nie richtig. Jede Kleinigkeit wird kritisiert. Was man auch tut, man wird nie aus den Augen gelassen und bekommt ständig Hinweise und Ratschläge, jeder mischt sich ein und keiner läßt dich auch nur einen Augenblick mit dem Patienten allein. Das ist zwar alles gut gemeint, führt aber zu nichts. Natürlich kann ich verstehen, daß es schwer ist, wenn plötzlich eine Fremde alles übernimmt, aber ich denke mir auch manchmal: Mensch, nutze die Zeit doch für etwas anderes, das du nicht machen kannst, wenn ich nicht da bin! Denn sie klagen alle darüber, daß sie keinen Augenblick Ruhe haben, daß sie überhaupt keine Zeit mehr für sich selbst haben. Tag und Nacht bedrückt sie die Sorge für den Alzheimerpatienten. Ehrlich gesagt, würde es mich auch verrückt machen, wenn mein Mann ständig um mich herum wäre.«

Zur Zeit arbeitet Erika jeden zweiten Tag bei Familie Siedler. Herr Siedler leidet schon seit einigen Jahren an Alzheimer. Frau Siedler, eine kleine, zarte Frau, möchte ihren Mann so lange wie möglich zu Hause versorgen. Ihr Mann sei zwar krank und brauche Hilfe, aber dement sei er nicht, meint sie energisch. Das Ehepaar Siedler hat zwei Söhne; einer wohnt in Kanada, der andere in Neuseeland. Mit den beiden besteht kaum Kontakt. Wenn Erika bei den Siedlers arbeitet, muß sie ständig aufpassen, um mit Frau Siedler keinen Streit zu bekommen. Denn Frau Siedler kann die Sorge für ihren Mann nur schwer einem anderen Menschen überlassen. Am liebsten würde sie alles alleine machen, aber sie schafft es schon rein körperlich nicht mehr, ihrem Mann zu helfen. Einerseits will sie für alles sorgen, andererseits klagt sie bei jeder Gelegenheit: »Mit einem Mann in diesem Zustand hat man selbst kein Leben mehr.« Alle Gespräche mit ihr, mehr anderen zu überlassen oder ihren Mann in Tagespflege zu geben, sind jedoch fruchtlos. Sie halte es für ihre Pflicht, sagt sie, ihren Mann bis zum bitteren Ende selbst zu versorgen.

»Eigentlich kann ich Verständnis für diese Haltung aufbringen, und tief im Herzen habe ich sogar Bewunderung dafür«, meint Erika, »aber andererseits irritiert es mich auch maßlos. Es kompliziert alles so sehr: sie behauptet ständig, ihr Mann sei überhaupt nicht so dement, klagt aber am laufenden Band darüber, daß sie soviel für ihn tun muß. Sie jammert, daß sie kein eigenes Leben mehr hat, will aber nicht, daß jemand ihr hilft. Sie seufzt, daß sie von allem so müde wird, akzeptiert aber keinerlei Hilfe und Erleichterungen. Ich glaube, sie läßt erst dann andere für ihren Mann sorgen, wenn sie selbst total überfordert ist und nicht mehr kann.«

Mehr als nur ein Verlust

In den vorigen Kapiteln wurde ausführlich auf die Gefühle der Familienmitglieder eingegangen, wenn Alzheimer oder andere Formen von Demenz in der Familie auftreten. Wir haben über die Trauer um den Verlust eines Menschen gesprochen, eines Menschen, der ihnen nahestand, der ihnen viel bedeutete und der jetzt unerreichbar in eine andere Welt entschwindet. Zusätzlich erschwerend dabei ist, daß der Demente dabei immer noch körperlich anwesend bleibt. Man kann von dieser Person nicht Abschied nehmen wie etwa an einem Grab. Sie ist ja noch da. Eigentlich ist diese Person eher mit einem Vermißten vergleichbar, denn die Hoffnung auf eine Wiederbegegnung verhindert, trotz besseren Wissens, die Verlustverarbeitung. Wir haben verschiedene Verlustverarbeitungsmechanismen behandelt, die vor allem in der beunruhigenden und verunsichernden Anfangsphase zu Spannungen führen. Die Kinder überspielen und leugnen zum Beispiel das merkwürdige Verhalten des Vaters. Später machen sie dann der Mutter Vorwürfe und erschweren damit zusätzlich deren Situation. Oder die Mutter vertraut ihre Probleme mit dem Vater den Kindern an, aber diese glauben, sie übertreibt. Wenn sie sonntags zu Besuch kommen, ist er doch immer ganz munter? Natürlich sagt er manchmal Dinge, die nicht ganz stimmen. Aber wem passiert das nicht? Also bleibt die Mutter mit ihren Sorgen allein. Sie fragt sich nur, warum ihr Mann sich immer so normal verhält, wenn Besuch da ist, und sich so gehen läßt, wenn sie wieder allein sind. Die Wahrheit, die man fürchtet, der man aber nicht ins Auge sehen will, führt dann oft zu konfrontierenden Gedächtnistests: »Weißt du noch, wie alt ich bin? Wie heißt unser Bundespräsident? Was haben wir heute zu Mittag gegessen?« Und vielleicht gibt es auch die ersten Vorwürfe über Unordnung, komische Bemerkungen, zielloses Herumlaufen, schweigendes Herumsitzen oder störendes Zwangsverhalten. Wenn man als Familie die Wahrheit nicht länger vor sich und anderen verleugnen kann, kommt oft die Reue. Aber der einzige, der einem vergeben kann, ist man selber. Und wenn man soweit ist, hat man oft schon einen langen Weg der Erkenntnis zurückgelegt.

In den vorigen Kapiteln wurde auch ausführlich auf die veränderte Zukunftsperspektive eingegangen. Für den Lebensgefährten geht der Traum vom gemeinsamen Lebensabend oder einem neuen Frühling in die Brüche. Schon der Gedanke daran, selbst krank zu werden, kann Panik verursachen. Wer hat nicht schon Ehepartner, die ihren Lebensgefährten zu Hause versorgen, seufzen hören: »Ich darf es mir gar nicht erlauben, selbst krank zu werden! Gar nicht auszudenken, was dann passiert.«

Ein Unglück kommt selten allein

Eine Witwe hilft ihrer Schwiegermutter bei der Pflege von deren dementem Mann. Kurz nach seinem Tod bekommt auch die Schwiegermutter Alzheimer. Weil die beiden schon so viel gemeinsam durchgemacht haben, nimmt die Witwe ihre Schwiegermutter ins Haus, allerdings unter dem Protest ihrer einzigen Tochter, die nach ihrer Scheidung mit ihrem kleinen Sohn bei ihr eingezogen ist. Probleme genug: Vom Streit über die Schachteln mit Inkontinenzmaterial im Gang bis zur Frage, ob sie jetzt die Ferien immer zu Hause verbringen müssen. Die Tochter will ihr eigenes, ungebundenes Leben führen, und die Mutter kann nicht auch noch die Sorge für ihr Enkelkind übernehmen. Das ist nur ein mögliches Schicksal, und so gibt es Tausende.

- Für helfende Kinder kommt die Pflege oft noch zu anderen Aufgaben hinzu. Sie haben in den meisten Fällen einen eigenen Haushalt zu versorgen. Sie haben ihre eigenen sozialen Kontakte, die auch gepflegt werden müssen. Manchmal hat die eigene Familie großes Verständnis für die neue Situation und man teilt sich die Pflege. Aber das ist nicht immer der Fall.

- Der jüngere Lebensgefährte eines älteren Alzheimerpatienten hat oft noch heranwachsende Kinder, die viel Aufmerksamkeit und Verständnis brauchen. Es ist schwer zu akzeptieren, wenn die Kinder diese Aufmerksamkeit bei anderen suchen und ihre Freunde und Freundinnen nicht mehr mit nach Hause bringen. Oft müssen auch die eigenen sexuellen Bedürfnisse auf Eis gelegt werden. Sinnvolle Gespräche oder tiefschürfende Diskussionen mit dem Partner über den Zustand der Welt oder einfach mal einen kleinen harmlosen Streit kann man vergessen. Innerhalb kurzer Zeit muß sich der Partner, der eigentlich noch in einer ganz anderen Lebensphase steckt, an den Lebensrhythmus des dementen Partners anpassen. Das wird häufig nicht nur als großer Verlust empfunden, sondern auch als ein großes Unrecht.

Wenn ein Teil eines Ehepaares dement wird, scheint sich das ganze Leben nur noch um die Pflege dieses Partners und die Sorge um dessen Zustand zu drehen. Aber gerade in einer solchen Situation werden oft auch andere Lebensfragen und Sorgen aktuell. Nehmen wir einmal Frau Siedler. Sie war bestimmt immer schon traurig darüber, daß erst der eine Sohn emigrierte und dann auch noch der andere. Möglicherweise haben sich die beiden Eheleute gegenseitig getröstet und der Gedanke hat sie beruhigt, daß beide Söhne im Ausland erfolgreich waren und beide gute Stellungen hatten. Vielleicht hat sie die zunehmende Arbeitslosigkeit in Deutschland darin bestärkt: Vernünftig von den beiden; ja, es ist wirklich besser so. Aber all dies sind rationale Argumente, die dazu dienen, ein unangenehmes Gefühl zu beschwichtigen. Jetzt, wo ihr Mann eigentlich auch »emigriert«, in eine für sie unbekannte und unerreichbare Welt abgleitet, spürt sie vermutlich den Schmerz von damals wieder und alle unbeantworteten Fragen kommen wieder zurück. »Warum bin ich jetzt so allein? Warum sind die beiden weggegangen? War ich etwa keine gute Mutter? Manchmal denke ich, daß ich einen unbeugsamen Charakter habe, aber dafür kann ich doch selbst nichts? Ich habe meine Enkelkinder nie auf dem Schoß gehabt. Das erste und einzige Mal, daß ich sie gesehen habe, sprach der eine nur von einem Popsänger und der andere nur von Baseball. Dieter hat sich gut mit ihnen verstanden, aber mir fehlte was. Ich glaube, ich wäre ein ganz anderer Mensch geworden, wenn die Enkelkinder hier geboren wären und wenn ich sie regelmäßig gesehen hätte. Wenn ich nur mit Dieter darüber sprechen könnte! Aber das geht nicht mehr. Alles Gemeinsame ist vorbei.«

Die verlorene Anerkennung

Hilfe im Haushalt oder bei der Pflege ist bei den meisten Familien eine willkommene Unterstützung. So können allerlei praktische Probleme leichter gelöst werden. Vor allem, wenn die Kinder nicht in der Nähe wohnen, erfahren sie die Hilfe als eine erhebliche Erleichterung ihres eigenen Tages- oder Wochenprogamms. Dabei ist wichtig, daß sich die Familie darüber einig ist, daß Hilfe von außen nötig ist und auch, welche Art von Hilfe es sein soll. Es kommt nicht selten vor, daß Familienmitglieder, die sich wenig um die Pflege kümmern, anderer Meinung sind als derjenige, der praktisch den gesamten Haushalt versorgt und auch noch den Dementen pflegt. Für diesen letzten, den eigentlichen Pfleger und Betreuer, kann die Versorgung schwerer sein, als man als Außenstehender auf den ersten Blick wahrnimmt.

Frau Wertheimer pflegt täglich ihre an Alzheimer leidende Mutter. Die alte Dame wohnt ein Viertelstündchen von ihrem Haus. Zwischen ihren beiden älteren Brüdern und ihrer jüngeren Schwester fühlte sie sich, als sie alle als Kinder noch im Elternhaus lebten, zurückgesetzt. Auch später, als alle schon aus dem Haus waren und man sich bei besonderen Gelegenheiten traf, kam sie nicht gegen die Erfolgsgeschichten der anderen über deren Kinder und Karrieren an. Zu Mutters achtzigstem Geburtstag kam die ganze Familie zu Besuch. Die alte Dame spürte wenig von all dem Trubel und dämmerte in ihrem Stuhl vor sich hin. Alle waren lieb und sorgsam. Auch Frau Wertheimer bekam mehr Aufmerksamkeit als gewöhnlich. Vielleicht, weil sie auch einmal etwas Interessantes erzählen wollte, erzählte sie ziemlich ausführlich, wie schwer die Sorge für die Mutter war und wie schwer es sie selbst und ihre eigene Familie belastete. Dies bewirkte, daß der Rest der Familie eine Krisensitzung abhielt und zu dem Schluß kam, daß Mutter ins Altersheim gehen sollte. Bis dort ein Platz frei war, wurde eine Pflegerin für zu Hause eingeschaltet. Wie sehr Frau Wertheimer sich auch gegen diese Maßnahmen wehrte und versuchte, ihre Bemerkungen am Geburtstag ihrer Mutter zu relativieren: zwei Wochen später war die Pflegerin im Haus.

Frau Wertheimer sah diese Pflegerin mit gemischten Gefühlen kommen. Im Grunde hatte sie nicht übertrieben und die Pflege und Versorgung ihrer Mutter fiel ihr wirklich schwer. Andererseits war durch die Krankheit der Mutter und durch die Pflege das Band mit Mutter und Geschwistern viel intensiver geworden.

Außerdem fühlte sie sich durch die schwere Verantwortung endlich wichtig und von den anderen akzeptiert. Die professionelle Pflegerin war für sie wieder einmal die Verkörperung des Gefühls der eigenen Bedeutungslosigkeit.

Eine zusätzliche Belastung

Für die Familienangehörigen eines Alzheimerpatienten, die noch im Hause wohnen, und vor allem für den Lebensgefährten, ist die Anwesenheit eines Betreuers oder Pflegers neben einer Erleichterung oft auch eine zusätzliche Belastung. Die meisten müssen sich an eine andere Tageseinteilung und eine andere Arbeitsweise gewöhnen. Frau Siedler zum Beispiel wird wohl früher aufstehen als bisher. Sie will schon gewaschen und angezogen sein, wenn Erika kommt. Nicht nur ihr Stolz verbietet es ihr, im Nachthemd die Tür zu öffnen, es hat auch praktische Gründe. Wenn Erika dann ihren Mann versorgt, sind das Schlafzimmer und das Bad eine Weile besetzt. Sie müßte dann bis ungefähr halb elf warten, ehe sie sich anziehen kann, aber das ist schon die Zeit für ein gemütliches Täßchen Kaffee zu dritt. Daß sie früher aufstehen muß, beeinflußt ihre Stimmung. Sie braucht morgens viel Zeit für sich und ist schnell aus dem Gleichgewicht gebracht. Sie wird dann nervös. Das schlägt auf den Magen und verursacht den ganzen Tag über Bauchschmerzen. Einige unbehagliche Gefühle sitzen auch tiefer. Jetzt, wo sie die Sorge für ihren Mann oder zumindest einen Teil davon anderen überlassen muß, spürt sie ganz stark, daß er im Grunde der einzige ist, der sie noch braucht. Er ist der einzige, dem sie ihre Zuneigung zeigen kann. Er reagiert zwar kaum noch, aber ein kleines Lächeln von ihm ist schon eine große Belohnung für sie. In der letzten Zeit scheint es, als lächle er öfter bei Erika als bei ihr. Das macht sie eifersüchtig. Am liebsten würde sie sich mal so richtig ausweinen. Aber sie weiß eigentlich gar nicht mehr, wie das geht. Schwäche zeigen war ja auch nie ihre Art.

Sowohl bei Frau Wertheimer als bei Frau Siedler fühlt der Betreuer oder Pfleger einen Strom negativer Gefühle auf sich zukommen. Man kann besser damit umgehen, wenn man erkennt, daß diese Negativität nicht der Person des Betreuers oder Pflegers gilt, sondern durch die Umstände verursacht wird. Tatsache aber bleibt, daß man in einer solchen Atmosphäre nicht gut arbeiten kann. Und vor allem ist es kein angenehmes Klima für den Dementen, der in den meisten Fällen die Spannungen spürt und darunter leidet.

Helfen und sich helfen lassen

Wenn der Partner oder die Kinder eines Alzheimerpatienten die Pflege teilweise oder ganz anderen überlassen müssen, geht das selten ohne Probleme. Viele Familien warten bis zum Äußersten, bevor sie Hilfe suchen. Sie haben dann sowohl körperlich als auch geistig schon ihre letzten Reserven angegriffen. Es tritt vielfach eine Art von Betäubungszustand auf, in dem es die Familienangehörigen die größte Mühe kostet, sich auf die neue Situation einzustellen, auch wenn es im Grunde eine Erleichterung ihrer Arbeit ist. Die meisten haben ihre Widerstandsfähigkeit verloren und sind ausgesprochen empfindlich und verletzlich geworden. Es kommt auch häufig vor, daß die Hilfe von den offiziellen Instanzen erst genehmigt wird, wenn die äußersten Grenzen der Belastbarkeit erreicht sind. Diese Grenzen genau festzustellen ist aber eine sehr schwierige Sache. Nehmen wir einmal Frau Siedler. Weshalb braucht sie Hilfe? Und welche Hilfe braucht sie? Oft wird erst in der tagtäglichen Praxis deutlich, wo die Schwerpunkte liegen. Dazu muß man erst wissen, wo genau die Probleme liegen. Nur dann kann der Betreuer oder Pfleger erkennen, welche Art von Hilfe gebraucht wird. Ist die Übernahme der Pflege gefragt? Oder braucht die Familie mehr praktische Unterstützung im Haushalt? Das läßt sich nicht einfach von außen feststellen, indem man die Belastung der Familie mißt. Oft wird nur die zusätzliche Arbeit gemessen, die die Hilfsbedürftigkeit des Dementen für den Partner oder die Familienmitglieder mit sich bringt. Aber auch die Belastbarkeit des pflegenden Familienmitgliedes spielt dabei eine große Rolle. Es ist wichtig, dabei auch die körperlichen und psychischen Möglichkeiten und Einschränkungen zu berücksichtigen.

Mehr als nur das Praktische

Zu Anfang rechnete Erika ganz einfach so: »Wenn ich die Belastung von Frau Siedler verringere und ihr abnehme, was zu schwer für sie ist, kann sie sich um Dinge kümmern, die sonst liegen bleiben. Dann hat sie die übrige Pflege und Fürsorge besser im Griff. Sie könnte ein Mittagsschläfchen machen und so den Schlaf nachholen, den sie nachts durch die Unruhe ihres Mannes einbüßt. Vielleicht kann sie dann auch mal zu einem Kaffeestündchen zu einer Freundin oder nur mal ruhig Besorgungen machen.« Aber so einfach war die Sache nicht. Frau Siedler war und blieb erschöpft, auch mit Erikas Hilfe.

- Es ist ein häufig vorkommender, unbewußter Irrtum, pflegende Familienmitglieder als (unbezahlte) professionelle Pfleger zu sehen und sie auch so zu behandeln. Das zeigt sich schon in den kleinsten Dingen. Ein Pfleger sagt vielleicht gleich am ersten Tag beim Waschen und Anziehen zum Lebensgefährten des Patienten: »Wenn Sie mir zeigen, wo alles liegt und welche Kleider Ihr Mann anziehen muß, mache ich das schon.« Als ob man eine Aufgabe von einem Kollegen übernimmt. Als ob das morgendliche Ritual für den versorgenden Partner keine tiefere Bedeutung hat. Vielleicht hat sich gerade in diesen Augenblicken der intensiven körperlichen Pflege eine Art von Kommunikation entwickelt, mit der der versorgende Partner seinem Gefühl der Verbundenheit mit dem Dementen Ausdruck verleihen kann.

- Auch in anderen Situationen wird oft deutlich, daß das mit der Pflege belastete Familienmitglied manchmal zu viel in die Rolle des berufsmäßigen Pflegers gedrängt wird. So fragen viele Pfleger morgens früh beim Dienstantritt: »Ist Ihre Frau heute nacht ruhig gewesen?« Die Frage zeugt auf den ersten Blick von Einfühlungsvermögen und Mitgefühl, ist aber im Grunde nur eine Einladung zu einem Bericht über das unruhige Verhalten der Ehefrau. So wird das pflegende Familienmitglied in die Rolle eines professionellen Betreuers gedrängt. Wenn die Frage anders formuliert worden wäre, etwa: »Haben Sie heute nacht gut geschlafen?« würde sich das Interesse auf den Partner richten. Und genau das ist das Wichtige. Das Interesse muß ihm selbst gelten und nicht seiner Rolle als Pfleger.

Arbeit teilen lernen

Wenn ein Familienmitglied lange für einen Dementen gesorgt hat, kann ein berufsmäßiger Helfer diese Pflege nicht einfach übernehmen. Er kann nur dabei behilflich sein, die Pflegeaufgaben anders zu verteilen und die Schwerpunkte zu verlegen. Das ist ein langsamer Prozeß, auf den der professionelle Betreuer oder Pfleger nur wenig Einfluß hat. Im Grunde muß er sich in dieser Phase auf Handreichungen beschränken und vorsichtig auf einen nächsten Schritt hinsteuern.

Erika kann bei ihrem ersten Arbeitstag bei der Familie Siedler Frau Siedler fragen, ob sie ihr zeigen will, wie sie selbst immer mit ihrem Mann umgeht. Dann weiß Erika wenigstens, wie Frau Siedler es am liebsten haben möchte. Natürlich fragt Erika das nicht im Beisein von Herrn Siedler. Wichtig ist die Meinung von Frau Siedler. Sie hat ihren Mann ja bisher versorgt und weiß bestimmt am besten, was ihm bekommt. Und sollte Frau Siedler darüber selbst Zweifel hegen, so bietet eine solche Frage ihr eine gute Gelegenheit, jetzt oder später mit Erika darüber zu reden.

Wenn Erika nach einigen Tagen das morgendliche Ritual von Frau Siedler übernommen hat, wäre es vernünftig, nicht im Freudenton zu melden, daß alles wie am Schnürchen klappt. Frau Siedler braucht eher ermutigende Bemerkungen wie »Ich kann mir gar nicht vorstellen, daß Sie das so lange allein gemacht haben.« Damit lädt man sie im Grunde dazu ein, etwas über sich selbst und ihre Gefühle zu erzählen. Denn vielleicht läuft sie jetzt morgens frustriert durchs Haus, weil ein anderer nun endgültig ihre Arbeit übernommen hat und ein vertrautes Verhaltensmuster verloren gegangen ist.

Mit der Frage »Müssen Sie jetzt extra für mich früher aufstehen?« suggeriert Erika, daß Frau Siedler ihr einen Gefallen tut. Vielleicht bekommt sie als Antwort, daß Frau Siedler immer schon eine Frühaufsteherin war. »Ob ich wenig oder viel schlafe, ich werde halt immer um sechs Uhr wach und dann muß ich auch gleich aufstehen. Das stammt noch aus der Zeit, als die Kinder klein waren und mein Mann immer früh zur Arbeit mußte.« Unwillkürlich wird sie vielleicht ein bißchen stolz auf sich selbst, denkt von selbst an früher und erinnert sich an Dinge, die sie zufrieden machen. Es kann aber auch sein, daß sie zugibt, daß ihr das frühe Aufstehen überhaupt nicht zusagt. »Ich bin morgens todmüde, wenn mein Mann nachts so unruhig ist. Aber ich will einfach fertig sein, wenn Sie morgens kommen.« »Eigentlich ist es also gar keine Erleichterung für Sie, daß ich komme?« »Ja, aber bevor Sie kamen, mußte ich ja auch früh aufstehen, um meinem Mann zu helfen. Das bleibt sich also gleich.« Erika hat Frau Siedler mit diesem kleinen Dialog ein deutliches Signal gegeben, daß sie ruhig über ihre Müdigkeit und andere Gefühle reden kann. Zunächst einmal reden, denn für Lösungen ist es noch zu früh. Frau Siedler hat so lange allein für alles gesorgt, daß die Sorge zum wichtigsten Bestandteil ihres Lebens geworden ist. Und den kann man ihr nicht einfach wegnehmen.

Vor allem zu Anfang, wenn das Arbeitsgebiet von beiden Seiten noch abgegrenzt werden muß, ist es wichtig, daß der professionelle Betreuer und Pfleger auf Aussagen eingeht, die das pflegende Familienmitglied über sich selbst macht. »Sie sagten gestern, daß Ihre frühere Nachbarin abends vorbeikommen würde. War sie noch da?« »Sie warteten am Sonntag doch auf ein Telefongespräch aus Kanada. Hat Ihr Sohn noch angerufen?« »Haben Sie am Samstag doch noch Kartoffelsalat gemacht?« Mit diesen einfachen Fragen wird bestätigt, daß man den anderen ernst nimmt. So ist es zum Beispiel auch wichtig, daß man kleinere Probleme des mit der Pflege belasteten Familienmitgliedes wahrnimmt und sie zu lösen hilft. Zum Beispiel: »Sie haben mir das letzte Mal erzählt, daß Sie Probleme mit Ihrem Gebiß haben. Wäre es nicht gut, einmal zum Zahnarzt zu gehen?« Dann kann gemeinsam überlegt werden, welcher Termin am günstigsten wäre, damit der professionelle Pfleger zu Hause aufpassen und der mit der Pflege belastete Partner oder Angehörige ruhig zum Zahnarzt gehen kann. Frau Siedler ließ einmal die Bemerkung fallen, daß sie sich noch gerne eine warme Winterhose anschaffen wolle, aber nie Zeit dazu habe. Erika weiß inzwischen, in welchem Geschäft Frau Siedler am liebsten einkauft. Sie sagt deshalb eines Tages: »Nächste Woche ist Schlußverkauf und montags komme ich immer zu Ihnen. Wenn Sie es also nächsten

Montag versuchen wollen, bin ich hier. Dann sind Sie eine der ersten, und Sie haben noch Auswahl.« So versucht Erika, Frau Siedlers Welt Schritt für Schritt ein bißchen zu vergrößern. Vor allem die kleinen Selbstüberwindungen sind für das pflegende Familienmitglied am wichtigsten. Sie durchbrechen das Gefühl der Betäubung, das Gefühl, in einer Tretmühle zu stecken und nicht mehr heraus zu kommen.

Schicksalsgefährten werden

Wenn ein Partner oder ein Familienangehöriger lange für einen Dementen gesorgt hat, wird diese Sorge durch die Einschaltung einer Berufskraft oder die Aufnahme des Patienten in ein Alters- oder Pflegeheim nicht weggenommen. Denn bis zu diesem Augenblick waren die praktischen Pflege- und Versorgungshandlungen sozusagen das Vehikel, das Ausdrucksmittel ihrer Fürsorge. Damit konnten sie ihre Anteilnahme am Leben des Dementen bekunden und eine besondere Art der Kommunikation aufrechterhalten. Durch die Übertragung der Pflege auf andere entsteht eine Leere.

Verschiedene Reaktionsweisen

Menschen reagieren sehr unterschiedlich auf das Einschalten eines professionellen Pflegers. Einige ziehen sich zurück und verarbeiten ihre Probleme in aller Stille. Solche Menschen verhalten sich dem Pfleger oder Betreuer gegenüber anfangs meist zurückhaltend. Wenn sie den Dementen im Alters- oder Pflegeheim besuchen, grüßen sie kaum und fragen auch selten, wie es geht. Eine Pflegerin, die in der Zwischenzeit schon ein Band mit dem neuen Bewohner bekommen hat, kann oft der Versuchung nicht widerstehen, dieses Band unter Beweis zu stellen: »Wir haben so lecker gegessen, nicht wahr, Frau Heinrich?« Wahrscheinlich ist diese Bemerkung nur als ein beruhigender Hinweis für Herrn Heinrich gedacht, der sich aus Höflichkeit jetzt verpflichtet fühlt zu fragen: »So Mutter, dir hat dein Essen gut geschmeckt?«, obwohl seine Blicke sagen: »Schwester, Sie können jetzt gehen.« Herr Reinhardt aus dem vorigen Kapitel war anfangs Eva gegenüber auch sehr zurückhaltend. Er beschränkte sich auf rein sachliche Mitteilungen und verschwieg seine Probleme. Eva drängte sich auch nicht auf. Später warf sie sich ihre Naivität vor; es ist aber durchaus möglich, daß sie nicht mit Scheuklappen ihre Arbeit erledigte, sondern unbewußt einfach die Grenzen respektierte, die Herr Reinhardt zog.

Nicht jeder verarbeitet seinen Verlust in aller Stille. Professionelle Betreuer und Pfleger können auch mit einer Sturzflut von Vorwürfen und mit Mißtrauen überschüttet werden. »Haben Sie die Brille meiner Frau schon saubergemacht?« »Passen Sie auch wirklich gut auf, daß mein Mann genügend trinkt?« »Weshalb hat mein Vater mitten unter der Woche seinen Sonntagsanzug an?« »Mutters Bluse hat Flecken! Weshalb tun Sie ihr kein Lätzchen um, wenn sie ißt?« Auch wenn man weiß, daß es sich hier um eine Form des Abreagierens handelt, bleibt es schwierig, mit solchen Bemerkungen umzugehen. Natürlich neigt man in erster Linie dazu, die Klage oder den Vorwurf ernstzunehmen. Sage nie: »Es waren die einzigen sauberen Sachen, die noch im Schrank waren.« Das wird zweifellos als Kritik an der Garderobe aufgefaßt. »Tut mir leid«, ohne weitere Bemerkungen, wäre ein viel besserer Ansatz. Vielleicht geht die Familie nicht darauf ein, aber es liegt nun einmal in der Natur des Menschen, auf Entschuldigungen anderer selbst entschuldigende Umstände zu suchen. »Ach, vielleicht sollte ich noch ein paar Hosen dazu kaufen.« Das bietet dem Pfleger wiederum Gelegenheit zu der Bemerkung: »Glauben Sie wirklich, daß das nötig ist? Wir könnten doch mal nachsehen, was alles im Schrank hängt.« Dann wird vielleicht gemeinsam überlegt, was wirklich nötig ist, und wenn die neuen Einkäufe getätigt sind, werden die Familienangehörigen dies der Schwester bestimmt mitteilen. Es sind manchmal nur Kleinigkeiten, die den Menschen dazu bringen, sich offener zu verhalten.

Freundlicher Umgang

Ein Pfleger ist auch nur ein Mensch. Man arbeitet leichter, wenn einen die anderen nett finden. Auch für die Familienangehörigen wird alles einfacher, wenn sie den Pfleger oder Betreuer mögen. Manche Familienangehörige sind sofort herzlich und großzügig. Es werden Witze gemacht, Kuchen wird angeboten und man erkundigt sich ausführlich nach den privaten Verhältnissen. Das ist nicht immer einfach. Wenn der Pfleger etwas zurückhaltend reagiert, intensiviert die Familie oft ihre Bemühungen. Und wenn er oder sie auch dann noch nicht den Erwartungen entsprechend reagiert, wird man plötzlich abgeschrieben. Wenn der Pfleger oder Betreuer allerdings das Spiel »Was haben wir es doch gut miteinander getroffen!« mitspielt, kann das zu Mißverständnissen führen. Es hat dann den Anschein, als ob eine herzliche, enge Beziehung besteht, die es in Wirklichkeit gar nicht gibt. Der Demente ist das Opfer; er steht nicht im Mittelpunkt dieser (Schein-)Beziehung, sondern bleibt am Rande. In einem Alters- oder Pflegeheim, in dem verschiedene Kollegen miteinander arbeiten und für einander einspringen, kann dann schnell ein Konkurrenzkampf entstehen, wer am populärsten ist. Das schadet dem Teamgeist und letztendlich auch dem Dementen und dem jovialen Familienmitglied selbst. Ein Verhaltensmuster, das sich eingeschliffen hat, läßt sich schwer durchbrechen. Vermeiden ist besser, auch wenn dies leichter gesagt als getan ist.

- Es ist oft klüger, zu Anfang etwas Abstand zu halten; und zwar auch bei Familien, die sich selbst reserviert verhalten. Es kann sein, daß die dick aufgetragene Freundlichkeit, über die wir gerade sprachen, von selbst verschwindet und normalere Umgangsformen entstehen. Wenn das nicht von alleine geht, kann ein Pfleger dem ein bißchen nachhelfen, unter anderem mit Bemerkungen wie: »Ich bewundere Sie, wie fröhlich Sie unter diesen Umständen bleiben.« Das kann dazu führen, daß der andere dann beweisen will, wie tapfer er ist. Man sollte dem einfach nur zuhören. Dem Mann oder der Frau geht es nicht mehr nur um die gute Stimmung, sondern er oder sie versucht, etwas von sich selbst mitzuteilen: den Mut nicht verlieren, tapfer bleiben, auch wenn es nicht leicht fällt.

- Unwillkürlich erreicht man damit auch, daß sich die Familie dem Dementen gegenüber positiver verhält. Man hat auch einmal über sich selbst sprechen können. Das befriedigt und wirkt sich nicht nur positiv auf die Beziehung zwischen Familie und Patient aus, sondern auch auf die zwischen Pfleger und Familie.

Miteinander Abschied nehmen

Im 4. Kapitel wurde besprochen, daß ein Betreuer oder Pfleger auf die Dauer das Gefühl bekommen kann, eine Art Familienmitglied des Dementen zu werden. In diesem Kapitel haben wir versucht, vom Gesichtspunkt der Familie auszugehen. Die Familienmitglieder übertragen einen Teil der Pflege und Fürsorge auf andere und damit entsteht nach allen bereits erlittenen Verlusten wieder eine Leere. Der professionelle Pfleger versucht, ihnen auf eine solche Art und Weise die Hand zu reichen, daß eine emotionale Kluft überwunden wird. Das ist nur möglich, wenn beide Parteien Geduld haben und Respekt vor den Möglichkeiten und Grenzen des anderen. Oft betrachtet die Familie den Pfleger oder Betreuer als eine Art Familienmitglied. Auch das ist eine Form der Adoption. Die Beziehung zwischen dem Pfleger einerseits und dem verwirrten älteren Menschen und seiner Familie anderseits geht aber unwiderruflich einmal zu Ende. Vielleicht haben nach dem Tod des Patienten beide Seiten noch eine Weile das Bedürfnis, einander zu sehen. Als Pfleger muß man aber damit rechnen, daß die Familie von einem bestimmten Zeitpunkt an diese Phase in ihrem Leben abschließen will und damit auch die Beziehung zum Pfleger oder Betreuer. Pfleger und Betreuer sollten daher ständig ihre eigene Rolle überdenken und wissen, wo sie stehen, auch – und vor allem – wenn ein intensives Vertrauensverhältnis entsteht. Es ist wichtig, daß sie immer ein bißchen Abstand nehmen, um am Ende nicht völlig verausgabt zu sein. Außerdem ist dieser Abstand nötig, um die Übersicht zu behalten, um immer wieder in der richtigen Weise auf die Situation eingehen zu können. Sie sollten sich der Tatsache bewußt sein, daß sie der Familie die Verantwortung nicht abnehmen können; daß sie ihr nur dabei helfen können, diese Verantwortung zu tragen, und dabei helfen müssen, ihr Form und Inhalt zu geben. Wenn dies gelingt, können Familienmitglieder und Pflegende trotz aller Trauer in Frieden von dem Dementen – und von einander – Abschied nehmen. In den meisten Fällen haben sie den Dementen immer mehr ins Herz geschlossen, als den Menschen, der er nun geworden ist, in all seiner Schwachheit und Zerbrechlichkeit.

Es wird still um den dementen Menschen, immer stiller. Vielleicht ist es diese Stille, in der sich schließlich die wirkliche Begegnung ereignet.

Dank

Dieses Buch, das auf den Erkenntnissen aufbaut, die in dem bereits erschienenen Buch »So blöd bin ich noch lange nicht!« (Trias, 1996) dargelegt wurden, ist von mir nicht allein geschrieben worden. Einen wesentlichen Beitrag zu seiner Entstehung leistete eine Gruppe von Lesern, die ich hier nicht mit Namen nenne, denen ich aber großen Dank schulde.

Ein besonderes Wort der Dankbarkeit möchte ich meinen Quellen widmen. Die Bindungstheorie des Familienpsychiaters John Bowlby (1907–1990) war für mich eine wichtige Inspirationsquelle. Beim Schreiben von Kapitel 6 habe ich mich auf Kapitel 8 des Buches von Knight und Buijssen (Hrsg.), *Psychotherapie met oudere volwassenen* (Intro, 1989) gestützt. Die Dissertation von Mia Duijnstee, *De belasting van familieleden van dementerenden* (Intro, 1992), hat mich zur Niederschrift von Kapitel 9 angeregt. Vor allem aber fühlte ich mich von der Hand und Person Ilse Warners geführt und begleitet. Dieses Buch atmet auch ihren Geist.